めざせ増患！
脱・俺様院長！

自立型スタッフ育成プロジェクト

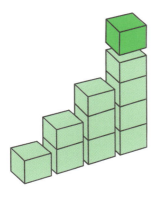

【監・著】
医療法人社団光歯会 理事長
歯科医師
森 昭

【著】
株式会社conpath. 代表
歯科衛生士
吉岡沙樹

はじめに

もしも明日、あなたの職場がなくなってしまうとしたら、あなたは何を感じるだろうか？

平成16（２００４）年10月20日。その日は突然やってきた。

私は朝６時のＮＨＫニュースを、関西国際空港近くのホテルで見ていた。その日は、医院の目標達成のご褒美で、スタッフと海外旅行に行く予定だった。映像は、台風23号による増水で舞鶴市の由良川があふれ、大型観光バスが水没し、乗客ら37名がバスの屋根で恐怖の一夜を過ごした様子を映し出していた。

そのあと、映像は舞鶴市内の洪水被害に変わった。

私の開業している町内だ。

ご近所の方々が、押し寄せた大量の泥水を呆然と見つめている姿が映し出された。私はまるで夢を見ているような、どこか他人事の感覚でニュース映像を見ていた。30分後にはホテルをチェックアウトし搭乗手続きとなるのだが……。

脳の感情を司る部分がブロックされたような不思議な感覚のなか、私はまず、旅行を楽しみにしているスタッフ達に連絡をした。幸い、スタッフの自宅や家族の無事を確認できた。スタッフ達に事情を話し、「私は旅行に行けないが、皆は楽しんできてほしい」と伝えた。

スタッフに別れを告げ、私はタクシーに飛び乗った。


移動中、携帯電話に知り合いからの安否確認が続く。皆、私が被災地にいると思って連絡をくれるのだ。いつの間にか携帯電話の充電も切れ、タクシーのラジオニュースだけが情報源となった。

停電や床上・床下浸水の情報、行方不明者の情報。ラジオニュースは何度も情報を発信し続けた。

そのときだ。体が急に震えだした。感情のブロックが解除され、現実を脳が受け止め始めたのだ。

「強制終了になったかもしれない」。突然、そう思った。


今まで、すべてを注ぎ込んで育ててきたクリニックが、終了してしまうかもしれない……。

つい先ほど空港で見送ったスタッフたちとも、もう一緒に働けないかもしれない……。

思い出されるのは、感情のコントロールができず、ついついスタッフに当たってしまった自分。強権的にスタッフをコントロールしようとしていた自分。

なぜもっと優しく大人な院長になれなかったのだろう。そしてこんな院長に、皆、よくぞついてきてくれたものだ。

舞鶴に近づくに従い、泥の臭いが広がり、パトカーや救急車のサイレンの音が聞こえてきた。そして救助や取材のためであろうヘリコプターの爆音がさらにノスタルジーと懺悔の気持ちを交錯させた。クリニックに到着した。待合室や診療室に容赦なく泥水が入り込んでいた。状況は全面床上浸水という悲惨なものだった。しかし、強制終了という最悪の状態ではなさそうだ。

そのとき、私の内から出てきた感情は「今いるスタッフと10年後も笑顔で働いていたい！」という強烈な思いだった。

あれから20年。今では女性スタッフの出産後復職率１００％の職場が実現した。それぞれが何度か産休・育休を取りながらも、必ずここに戻ってきてくれる。もはや、出産、育児、そして介護は退職理由にはならない。

もちろん、女性スタッフがライフワークバランスを取りながら働ける環境をつくっていくことは、たやすいことではなかった。しかし、壁にぶち当たるたびに、平成16（２００４）年10月20日を思い出す。私の再生ポイントだ。

「チャンスはピンチの顔をしてやってくる」とはよく言われる言葉だが、まさにあのときの出来事や出てきた感情は、大きなチャンスとなった。

今、歯科医院の求人は壊滅的な状態だ。歯科衛生士はもちろん、資格のないスタッフですら見学にも来ない。そんななかで私が経営する森歯科クリニックは、歯科衛生士が16名おり、歯科助手、受付スタッフを含めると40名ほどのスタッフが元気に活躍してくれている。出産後復職組が医院の屋台骨を支えてくれ、安心して子育てしながら働ける環境が、ライフプランにおいて子育てしながら仕事をしたいと考える人を呼び、よい循環となっている。

間違ってほしくないのだが、人が辞めない組織が〝スタッフ自立型歯科医院〟とイコールではない。時代の流れとともに歯科医院にも変化が求められている。古参スタッフが変化の壁になることもある。森歯科クリニックもデジタル化導入で大きな決断を求められた。

これから働き方改革、デジタル化に挑戦していく歯科医院にとって、起こりうる問題を知っておくことは、リスク管理の観点で大切なことだ。本書では恥を忍んで、そういう経験も紹介している。

偉そうなことを述べてきたが、「働き方改革」「デジタル化」において、森は何もしていない。幹部スタッフに任せきりで、予算が必要な部分のみ可否を判断した。

本書でも、その部分の実際は、幹部スタッフとしての当事者であった吉岡沙樹が生の声を届ける。

吉岡は現在、医）光歯会　森歯科クリニックのＣＯＯ（最高執行責任者）だが、人気セミナー講師という別の顔ももっている。とくに『メンテ月間１３００人　スタッフの行動変容』といったテーマのセミナーでは、デンタルショーや企業企画セミナーで7回連続〝満席、立ち見、入場制限がかかる〟という人気ぶりだ。

セミナー後、森のところには2つの質問が集中する。

「吉岡をどうやって育てたのか」

「歯科衛生士がなぜそんなにたくさんいるのか」

実は、本書はその回答書の役割も併せもつ。

ぜひ、スタッフ主導での「働き方改革」「メインテナンス中心医院」「デジタル化」への手順書として、そして、医院の幹部スタッフの育成書として、本書を活用してほしい。

本書の使い方だが、もし、あなたが指示待ちばかりのスタッフで悩んでいる院長先生であれば、ぜひ1章から読み進めてほしい。何かの気づきがあるはずだ。スタッフとの関係は良好で、よりステップアップしたい院長先生は2章から読み進めてもらって問題ない。2章ではより実践的な内容を紹介している。

最後に、あなたにもう一度問う。深呼吸してイメージしてほしい。

「もしも明日、あなたの職場がなくなってしまうとしたら、あなたは何を感じるだろうか？」

そして、奇跡的に職場が復帰できた10年後を、イメージしてほしい。

もし、私と同じように「今いるスタッフと10年後も働いていたい」「今いるスタッフと一緒に成長していきたい」と思うなら、私たちの体験が、少しはお役に立てるかもしれない。

森　昭

目次

第4章 STEP③ 働き方改革：サポートスタッフの本音と葛藤

第5章 STEP④ メインテナンス中心医院システムの構築

第1章

なぜ、今、スタッフ自立型歯科医院が必要なのか

スタッフ自立型歯科医院とは

●スタッフ自立型歯科医院とは

たとえば、令和６（２０２４）年度診療報酬改定で、「口腔機能発達不全症」の診断や指導が増点になった。増点もさることながら、保険治療のなかで子どもたちの口腔育成の指導ができるということは、患者にとっても福音となる。そこで多くの歯科医院が口腔機能発達不全症に向け、取り組みを始めようと試みたことだろう。

さて、森歯科クリニックでは、この保険改定に際して、院長が出した指示は次の2点のみだ。

●18歳未満の子全員の口腔機能管理計画書をつくる
●指導は日本床矯正研究会の小冊子を使う

この指示を出したのが4月。6月の保険改定スタート時点で、その体制は整っていた。

これは、あくまで私の考えだが、**院長（CEO）はどこへ進むかを決める人。運用はスタッフが自ら考え実行する。意味や意義、制度については伝えるが、やり方はスタッフに委ねる。**

こういう組織がスタッフ自立型歯科医院と考えている。

●なぜ、今の時代にスタッフ自立が大切か

スタッフ自立型歯科医院と対極に位置するのが、〝**俺様院長型歯科医院**〟だ。

院長が司令塔になり、スタッフにすべてを指示する、いわゆるトップダウン型組織である。トップダウン型組織のよいところは、意思決定が速やかであること。院長の力量次第で急成長でき、統制のとれた組織となれること。

口腔機能発達不全症小冊子

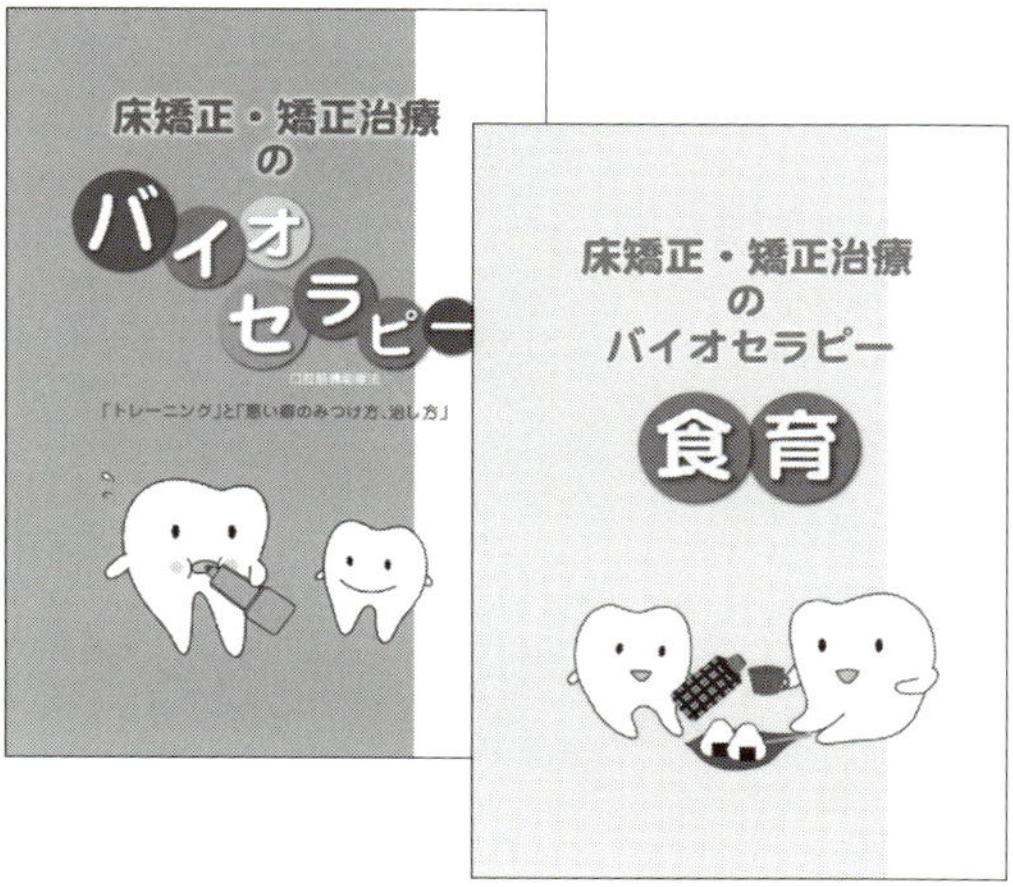

新規開業当初は、確かにこの俺様院長型歯科医院のほうが急成長する。

しかし、俺様院長型が長く続くと、指示待ちスタッフが増産される。また、スタッフの反発を招く危険性がある。そして何より、院長に業務が集中し院長が疲弊する。**俺様院長が指示待ちスタッフをつくり、指示待ちスタッフが俺様院長を増長させる**という悪循環に陥る危険性がある。

かくいう私も立派な俺様院長の1人だった。

ひと昔前なら、それでも何とか成り立っていただろう。スタッフが辞めても、また次のスタッフを募集すればなんとかなったのだ。しかし、あなたもご存じのとおり、現在の歯科求人は壊滅的な状態だ。辞めたら次はいないし、いたとしても求人サイトに高額の紹介料が必要だ。手をこまねていると時代の流れに翻弄され、真綿で首を絞めるように徐々に経営体力が消耗していく。スタッフ自立型歯科医院に変身するか、もしくはワンオペ歯科を目指すか。院長の選択が求められる。

●スタッフ自立型歯科医院を目指すメリット

歯科医院に求められることが急速に変化している。虫歯、歯周病治療の時代から、重症化予防、全身疾患予防、口腔機能強化、医科歯科連携、他職種連携などなど。

口の中から一気に全身を守備範囲とすることが求められるようになった。大変な時代である。

しかしながら、実は**スタッフ自立型歯科医院にとっては大チャンス**でもある。

よく考えてみてほしい。治療となると、Dr.（ドクター）の直接的なかかわりが必須となるが、全身を守備範囲とする新しい分野は、スタッフが自分の頭で考えて仕組みをつくり、ＰＤＣＡを回せるようになっていれば、Dr.は指示と確認だけをすればいいのだ。院長の年齢、病気などの理由により治療のパフォーマンスが落ちたとしても、指示と確認だけで経営的にはずっと右肩上がり。そんな医院経営も夢物語ではない。

これから先、おそらく、歯科に求められることはさらに加速度的に変化してくると予想される。俺様院長型歯科医院には厳しい将来かもしれないが、スタッフ自立型歯科医院にとってはチャンスの連続である。

●人が育つ組織へ

スタッフ自立型歯科医院で権限移譲されたスタッフは、自分でＰＤＣＡを回して経営的視点を養っていく。また、スタッフの得意分野が活かされる風土が育ちやすい。適材適所でのフォーメーションができあがると、誰もが歯科医院にとってなくてはならない存在になり、やりがいにもつながる。

院長が指示を出し、それを忠実に実行するということも立派な仕事だが、自己成長につながる〝失敗〟につながらない。**自分で考えて実行して失敗するからこそ、責任が発生し、同時にやりがいや成長につながっていく。**

その象徴的なスタッフが当医院の吉岡沙樹である。彼女は早期に幹部職になり、失敗と挫折を繰り返しながら、ものすごいスピードで成長していった。今の吉岡の大活躍は、数限りない失敗や挫折を乗り越えた結果であり、それを許した医院風土があるからこそである。

●なぜあなたの医院は指示待ちスタッフしかいないのか

ここで、俺様院長型歯科医院ができるまでのお話をしよう。

志高く、しかし、不安いっぱいのなか、ある歯科医院が開業した。

「患者さんは来てくれるだろうか」「スタッフに給料を払えるだろうか」

初めてできた自分の城に、大きな期待と不安が交互に押し寄せる。

それまで応援してくれた家族、友人の期待も大きく背負い、ひとり奮闘する。

それで、たいがいはうまくいく。患者さんに対する熱量は高く、自分の城を守るためにもと、寸暇を惜しんで患者さんが喜ぶことをする。だんだん、患者さんが増えていく。スタッフが少しでも患者満足度が下がるような行動や態度をとると、院長室で指導。最初は指導でも、忙しくなって自分のキャパを超えてくると、言葉がきつくなる。

やがて、何度言っても同じミスをするスタッフに、怒りさえ覚えるようになる。いつの間にかスタッフは院長の顔色をうかがいながら仕事をするようになり、指示待ちスタッフが増産される。患者さんの満足度を上げるため、声を大きく張りあげ、院長がルールブックになり、司令塔になり、全スタッフに指示を出すようになる。そしてひとりつぶやく。

「どうしてうちは指示待ちスタッフだらけなんだ」
「もう1人俺がいたら……」

〝俺様院長型歯科医院〟のできあがりだ。

●指示待ちスタッフは成功への通過点

安心してほしい。**〝俺様院長〟〝指示待ちスタッフ〟の構図は、実は成功パターン**なのだ。

私が知っている成功した院長先生たちは、皆、このコースを通過している。

「朝来たらスタッフが全員来なかった」

「ミーティングをボイコットされた」

「スタッフが目を合わさない」

そういうつらい経験をし、そこで気づきがあり、自己改革を行い、スタッフ自立型歯科医院へと成長させていっている。

成功ポイントは「**気づき、自己改革**」という部分。気づかず、同じことを繰り返していると、〝俺様院長型歯科医院〟のままで終わってしまう。勇気がいるが自己改革をして、スタッフの力を借りることができるようになれれば、スタッフ自立型歯科医院への道は開かれる。

そのゴールデンルールに気づいた私は、10年以上前に〝脱・俺様院長塾〟なるものを開催するようになった。

俺様院長で止まっていると、自分も不幸だが、スタッフも不幸。歯科医院は幸せを生み出す場所になるべき、というのが私の持論だが、そのためにスタッフも、そして院長自らも幸せでないと、周囲に幸せのおすそ分けはない。そのスタート地点が自分改革。

さて、あなたはどうする。

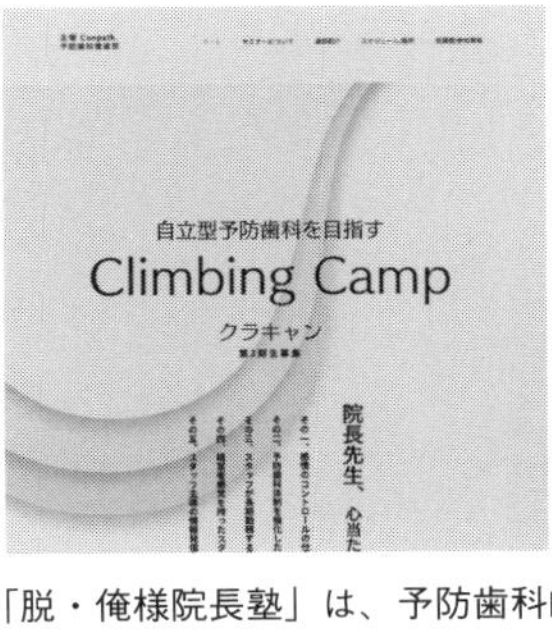

自立型予防歯科を目指す「Climbing Camp」
https://www.clacan.com/

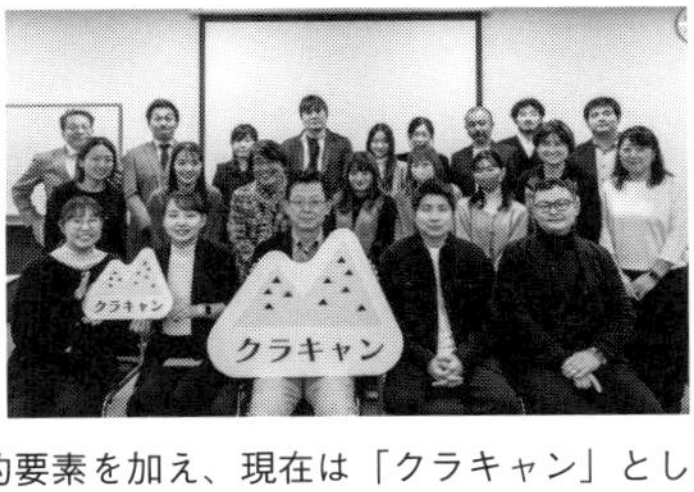

「脱・俺様院長塾」は、予防歯科的要素を加え、現在は「クラキャン」として開催している。

第２章

STEP 1
院長の自己改革・医院改革

〝脱・俺様〟の覚悟はあるか？

●俺様院長から経営者へ

ここからは、私がいかにして自己改革を行い、医院改革を行ったかをお伝えする。80ページからは、吉岡が実際に行った「働き方改革」「メインテナンス中心医院システムの構築」「デジタル化への対応」へと続くが、本章の「院長の自己改革・医院改革」はそのベースの部分にあたる。

ここは〝脱・俺様院長塾〟で私がお伝えしている内容の要約となる。

さて、開業する前、私は先輩歯科医師からこんなアドバイスをいただいた。

「スタッフは3年ごとに入れ替わってくれるのが、一番経費はかからない」

当時、人件費を含めた経費をできるだけ抑えることが、院長としての経営手腕だといわれていた。

仕事を覚えたスタッフはありがたいが、あまり長期間勤めると、「年に1度の定額昇給＋夏冬のボーナスが基本給の1か月分」が当たり前だったため、当然、人件費が嵩んでしまう。ありがたい気持ちと経費高騰への心配が同居し、複雑な心境になる。だから3年で入れ替わるのがちょうどいい。そんな時代だった。

私は平成7（1995）年に開業し、数年間がむしゃらに働き、クリニックを軌道に乗せた。経営的には安定したが、すべての業務が私に集中し、常にオーバーワークと重圧で余裕は奪われていた。平成14（2002）年、隣地が空いたので思い切って増築し、スタッフも増員した。急な増員のため他業種からの転職者が入職した。

増築によって借金と人件費が膨れあがり、開業以来、初めて支払いに窮する状況に陥った。

そこで私は、遅ればせながら、〝経営〟というものを学び始め、「**経営（マネジメント）とは人のことである**」というドラッカーの言葉に脳天を撃ち抜かれた。

そして、**経営の中心にあるものは、経済活動としてのお金ではなく、人の幸せを中心に考え、人を活かす組織であるということを学んだ。それまでやってきた、スタッフを手足のように使うことは経**

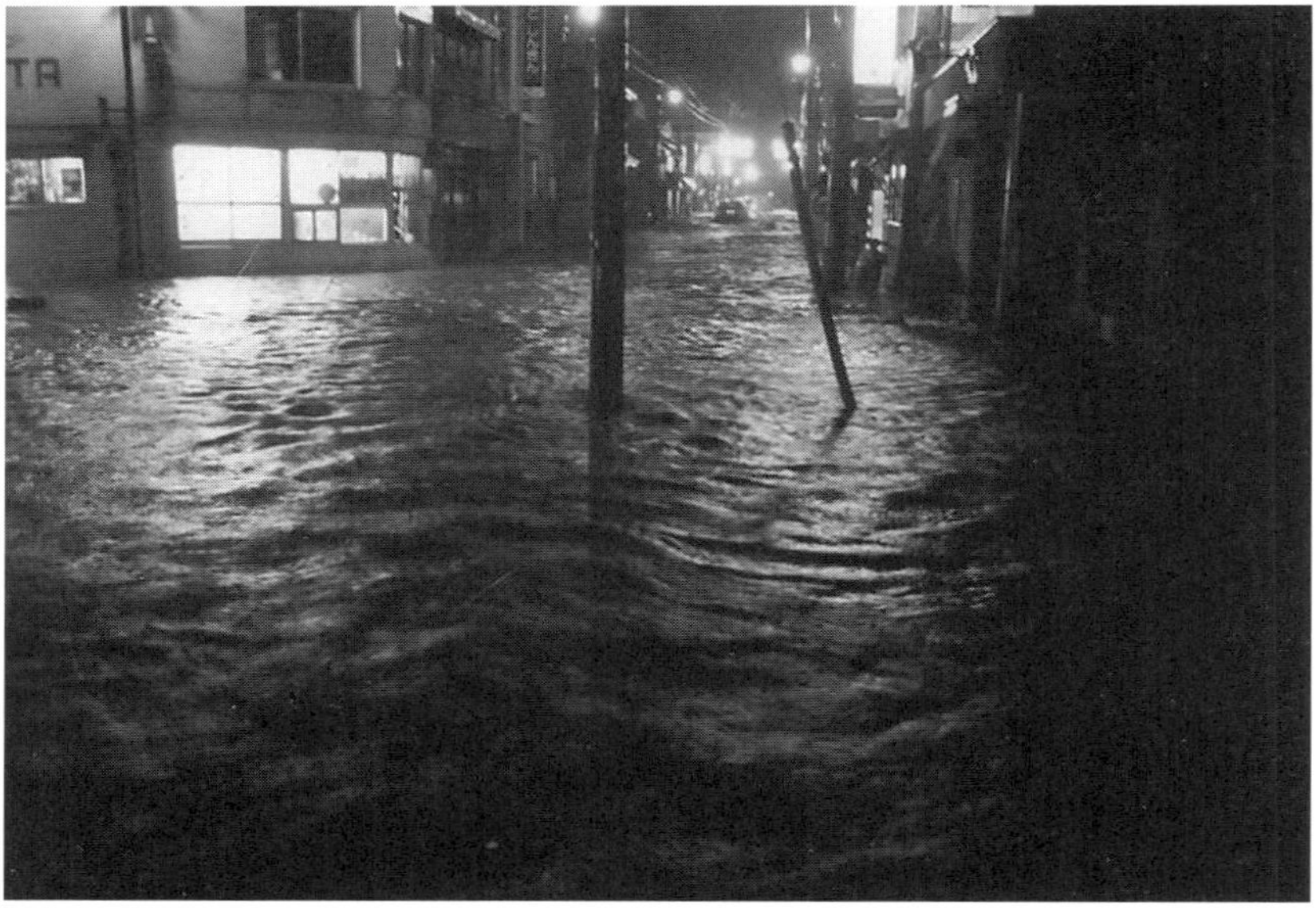
医院前の道路が冠水した。

営ではなかったのだ。そのようなことは、歯科大学ではもちろん、卒業後研修した歯科医院でも教えてもらわなかった。経営のことは何も学ばず、技術だけを学び、自信ができた時点で開業していた。

その後、私は事業計画を立て、適材適所にスタッフを配置し、スタッフの能力を活かし、目標を達成するようになり、少しだけだが経営のおもしろさがわかってきた。そして医院で掲げた目標を達成したご褒美で海外旅行を企画し、異国に行き、皆で祝杯をあげることにした。

増築して1年後、そんな計画を立て、成功体験の美酒に酔いしれるようとしたまさにそのとき、平成16（２００４）年10月、当医院は被災した。

「今いるスタッフと10年後も笑顔で働いていたい」

この強烈な思いが湧き上がりはしたが、実現していくにはいくつもの〝**覚悟**〟が必要だった。

現状の延長に、女性スタッフが長期間働けるような職場があるのではない。

まずは、経営者である院長が〝覚悟〟をもたなくては、実現は不可能だ。

10年先をイメージしながら、次の８つの覚悟をもてるか、まず考えてみてほしい。

●10年後、院長でいられるための覚悟

①上機嫌でいられるか

ある日の当院のエピソード。

診療の予約時間になってもカルテが出てこない。受付スタッフが、背中を丸め、おびえるような表情で私に伝えた。

「院長。カルテがどこを探しても見つかりません」

クリニックにとってカルテ紛失は大事件である。なんとか診療は終えたものの、終礼になってもカルテは出てこない。

「カルテが紛失するということは、医療関係者にとって大問題である。再発防止策を各自レポート提出するように！」。

少し切れ気味になって私は言った。

数日後、そのカルテは院長室の専門書の中から見つかった。私がカルテを見ていて何かの加減で挟み込んでしまったのだろう。カルテを見つけたのは私で、スタッフは気づいていなかった……。

私はスタッフには何も告げずに、カルテをあるべき場所にそっと戻した。

今思い返せば、とんでもない俺様院長だ。

当時は、院長である私が指揮者であり、責任者であり、ルールブックであった。さまざまな役割や責任感の重圧に押しつぶされそうになり、心のなかでは常に悲鳴をあげていた。**心に弱い部分があるからこそ強圧的になる。**その精神状態が慢性化し鈍化し、当たり前になる。そんな院長のいる職場でスタッフがいきいき働けるわけはなく、**いつも私の顔色をうかがい、指示待ち**になっていた。

最初に取り組むべきは、院長である私自身の改革であることは明白だった。スタッフが長期的にいきいきと働ける職場というのは、少なくとも院長の顔色をうかがうことなく、委縮することなく働ける職場であり、そのために**院長は常に上機嫌を意識するくらいでちょうどいい**。

では、どうすれば俺様院長から抜け出せるのか。それには、後述する〝イライラ手帳〟（45ページ）の活用をお勧めしたい。私のように俺様院長に陥っている方にぜひトライしてもらいたい。

②診療時間短縮ができるか

歯科医院は女性スタッフが多い。彼女たちが子育てしながら勤務するとなると、家族の協力、延長保育、学童保育など、時間を考えての勤務時間となる。すると、クリニックのかき入れ時の夕方が、ちょうどスタッフの退勤時間と重なり、調整が難しいという問題が出てくる。

そこで、**最終アポイントを徐々に18時30分から17時に変更**した。

また、**毎週行っていた土曜日診療も月２回**にした。

時間短縮をする前は、患者さんに受け入れてもらえるか不安だったが、世のなかの時短の流れもあり、〝スタッフの労働条件改善のため〟と正直に説明すると、ほとんどの患者さんが受け入れてくださった。驚いたのは、それまで18時にしか来られないと言われていた**患者さんのほとんどが、新たな最終アポイント時間に合わせてくれた**ことだ。どうしても来院できない方には、紹介状を書き、他院に行っていただいた。

時短移行期には、クリニックが一番忙しい夕方の時間帯に子育てスタッフが退勤してしまうため、そうでないスタッフに頼らざるを得ない状態になり、そのことで問題が勃発することもあった。

また、時短にしたことで、医業収入は減少した。そのカバーとして、

- **日中来院できる方、とくに妊婦、保育園入園前児童、高齢者にターゲットを変えた。**
- **患者送迎システムや、妊産婦教室なども行った。**
- **トリートメントコーディネーターを教育し自費率アップにも取り組んだ。**

時短をしたことで、痛みも伴ったが、子育てスタッフの退職が減るという目的は達成された。ちなみにこれらは、後述する「女性スタッフプロジェクト」の一環として行われた対策だ。

③オープンブックマネジメントに踏み切れるか

〝オープンブックマネジメント〟とは、財務情報や経営指標をスタッフと共有することで透明性を確保し、全員参加型のビジネス手法。つまり、クリニックの収支をスタッフと共有して経営をするということだ。

クリニックにどれだけの収入があり、院長の取り分がどれぐらいなのか。そういう内部事情が全部オープンになるわけだ。スタッフにそれがわかってしまうと、クリニック収入に対するスタッフ給与の割合もわかってしまう。

オープンブックマネジメントが難しいと思われるのは、何の説明もなしに医院の収入だけがわかってしまうと、スタッフ給与の割合が低いと思われ、それが不満につながるのではないか、と不安になるからだ。であれば、収入に関しては、院長とその夫人のみが知っているほうが無難だ。そう思うと、どうしてもオープンブックマネジメントに踏み切れなくなってしまう。

スタッフが指示待ちのままでよいなら、それもありかもしれない。しかし、**スタッフの能力を活かし、人を活かす組織にしようとするならば、クリニックのお金の流れを彼らにも知ってもらう必要がある。スタッフにも経営者的な視点が必要になるからだ。**

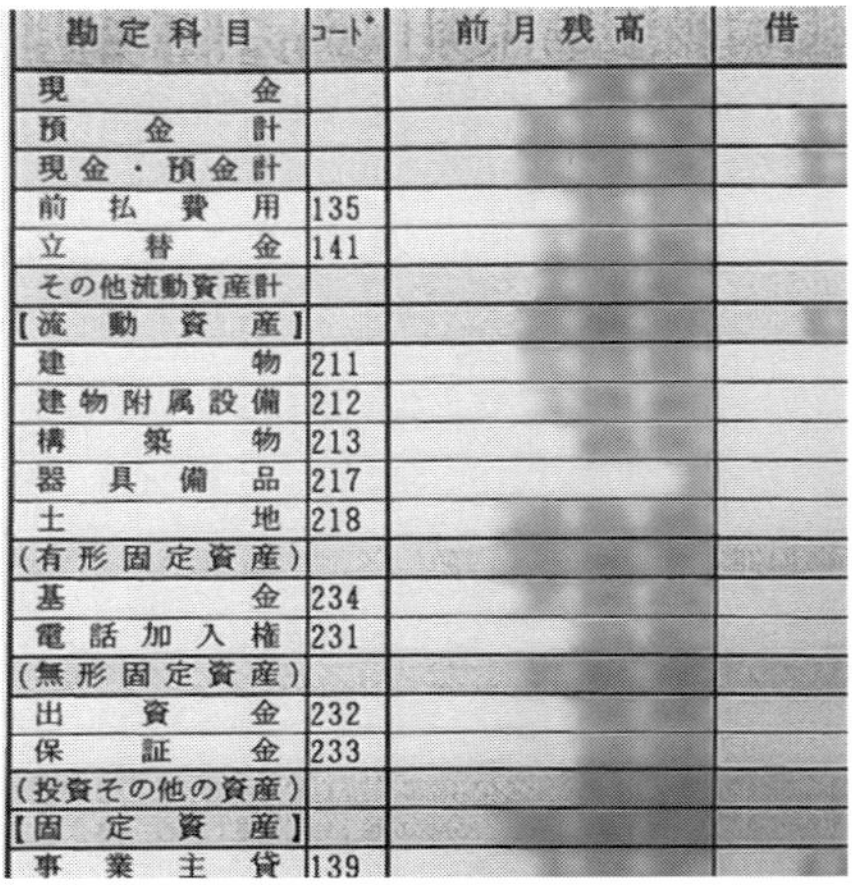

勘定科目	コード	前月残高	借
現金			
預金計			
現金・預金計			
前払費用	135		
立替金	141		
その他流動資産計			
【流動資産】			
建物	211		
建物附属設備	212		
構築物	213		
器具備品	217		
土地	218		
(有形固定資産)			
基金	234		
電話加入権	231		
(無形固定資産)			
出資金	232		
保証金	233		
(投資その他の資産)			
【固定資産】			
事業主貸	139		

実際に試算表をスタッフにみせることにした

私の例を紹介しよう。

まず、スタッフにもわかるように、クリニックの保険診療収入と自由診療収入を表にした。税理士につくってもらっている試算表を、できるだけ簡単にわかるように書き換えたのだ。そしてそれを幹部スタッフに渡し、一つ一つ丁寧に説明をした。借入金の額、将来子どもにかかる教育資金まで説明した。

説明する際、あまり場が重くならないようにと、妻にも同席してもらった。ちなみに妻は人や雰囲気を和ますことにかけて天才的である。

幹部スタッフは真剣な面持ちで聞いていた。そして、その後、皆で寿司屋に行って食事をした。

後日、そのときのことをスタッフに聞いた。

「数字的なことは、何を言われているのか全然わからなかった。ただ、院長が真剣になって話してくれるのがうれしかった」という反応だった。

クリニックの収入をオープンにしたらスタッフの不満につながり、要求がエスカレートするかもしれないというのは、自分が勝手につくった妄想に過ぎなかったのだ。

結果、いろいろなことを秘密にする必要もなくなり、以来、一緒にクリニックの収益について考えてもらえるようになった。

④利益連動型給与体系を採用できるか

「今いるスタッフと10年後も働いていたい」という思いを達成するため、現実をみると、大きく２つの問題に取り組まなければならないことがわかった。

１つは本書のテーマである〝**子育てしながら働ける職場環境づくり**〟。

もう１つは、**給与の問題**だ。

それまでのスタッフ給与は、年に最低定額昇給額が決まっていて、**仕事ができてもできなくても、永く勤めれば勤めるほど給与は上がっていく仕組み**だった。そのまま、今いるスタッフが全員10年後も勤務していると、よほど**医業収入が上がらない限りは、医院経営自体が立ちゆかなくなる**。そのため、永く勤めてくれるスタッフはありがたいが、退職するときにはどこかホッとする気持ちもあった。そんな気持ちがあるようでは、心の底から永く勤めてほしいと願うことができなくなる。

また、年々上がっていく給与体系では、その年の利益が上がっても、翌年、その年ほどの利益が上がらないことを考えてしまい、昇給や賞与を抑えてしまうという、スタッフに対してのデメリットも生じる。

このことに関して、私は正直にスタッフに打ち明けて、以下の提案をした。

「定額昇給の給与体系でなく、利益変動型、そしてランク制によって給与が決まる制度に変更したい」。

反対意見が出れば相談するつもりではいたが、意外にも、皆が納得してくれた。というより、実際にどうなっていくのか、想像できなかったというのが正確なところであろう。

給与体系を変更するにあたっては、院長主導ではなく、スタッフ自らが考えてほしいと伝えた。私はそれに関する書籍やセミナーの紹介をして、ほとんどのところはスタッフたちが相談してつくりあげてくれたものが、今のクリニックの給与体系のベースとなっている。

具体的な制度は次のとおりだ。

●月々の給与はランクによって決まり、本人の成長が伴わなければランクは上がらない。
●半期に一度の面談で、ランクが上がるためのコーチングを行う。
●賞与総額は医業収入内の割合が決まっていて、幹部スタッフのみ私が決め、あとは幹部スタッフがそれぞれの貢献度によって分配するという方式にする。

結果的に、利益連動型給与体系になったことで、**スタッフたちのなかで経営者意識が芽生えた。**収入が上がっても、院長の匙加減で給与が決まるのではなく、透明性をもって給与が決まる。収入が上がらなければ自分たちの給与が上がらない。

この単純な図式が経営者意識を育てていくこととなった。

⑤余剰人員雇用ができるか

午前7時、森歯科グループチャット（soeasy buddy）の着信音が鳴る。

「子どもが発熱しているので休ませてください」

「子どもが、お腹が痛いと言っているので、少し様子を見てから出勤させてください。診療までに

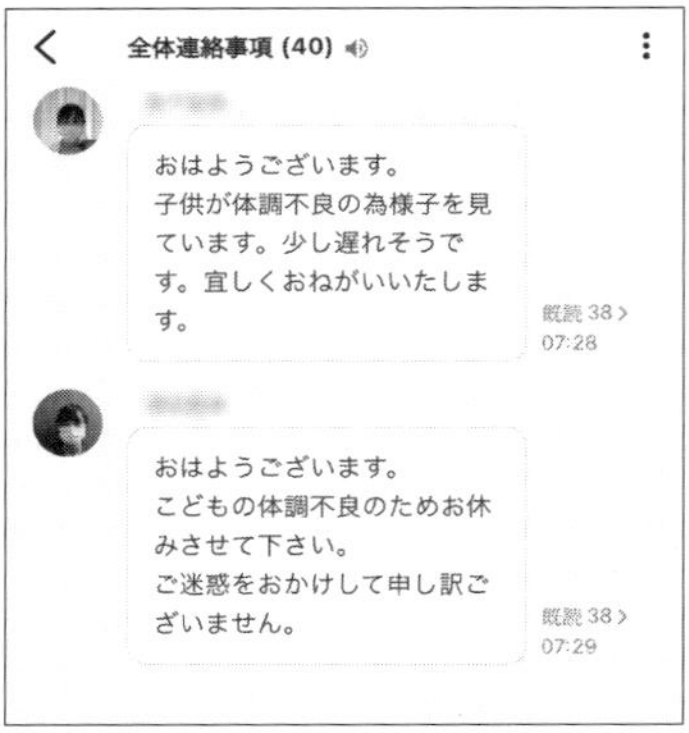

ある日の実際のグループチャット
（soeasy buddy）

は間に合うと思います」
「子どもを病児保育に連れて行ってから出勤します」

数件のメッセージが入るのはごく当たり前のことで、暗黙の了解として、午前7～8時がスタッフのチャットタイムとなっている。

診療が始まると、ほどなくして、保育園、小学校から電話が入る。ほとんどが子どもの体調不良である。受付がインカムで当該スタッフに伝える。

「○○さん。△△保育園から電話です」。

インカムはスタッフ全員が聞いていて、すぐにフォローに入る。当該スタッフは、家族がお迎えに行けるように手配するか、自分がお迎えに行くかの対応をする。その後、子どもを見てくれるほかの家族がいなければ欠勤となる。

このように、**子育てスタッフが増えた場合、急な欠勤は想定内の状態という仕組みと雰囲気をつくっておく必要が**ある。具体的には、**現場労働をしない余剰人員の雇用と、アポイント変更になることに対する患者さんのご理解も必要**になる。

余剰人員雇用に関してどのような仕組みになっているかは後述する。

そして、これがとても大切なことなのだが、**スタッフの急な欠勤に対して、院長が直接かかわらなくてもいい仕組みをつくることが重要だ**。院長の顔色をうかがいながら欠勤しなければならない環境では、スタッフは長続きしない。そして院長の精神状態も良好に保つことが難しくなる。

さて、余剰人員がいるということは、全員が出勤していると、人が余っていることになる。

実は、この**〝人が余っている状態〟というのがクリニックの推進力となっていく**。

というのも、幹部スタッフが現場を離れ、マーケティングやマネジメントに注力できるからである。余剰人員がいないときは、幹部スタッフも現場に出るが、余剰人員がいれば余裕が生まれ、いろいろな戦略が練られ、実行される。また、スタッフレベルアップの教育の時間にも使える。

オリンピックでカーリング競技を見たとき、和やかな作戦タイムが映し出され話題となったが、**クリニックの至るところであの笑顔の話し合いが出現**するというわけだ。

⑥医院の規模拡大ができるか

「チェアー3台、スタッフ5名という医院です。子育てスタッフが働ける環境にできますか？」

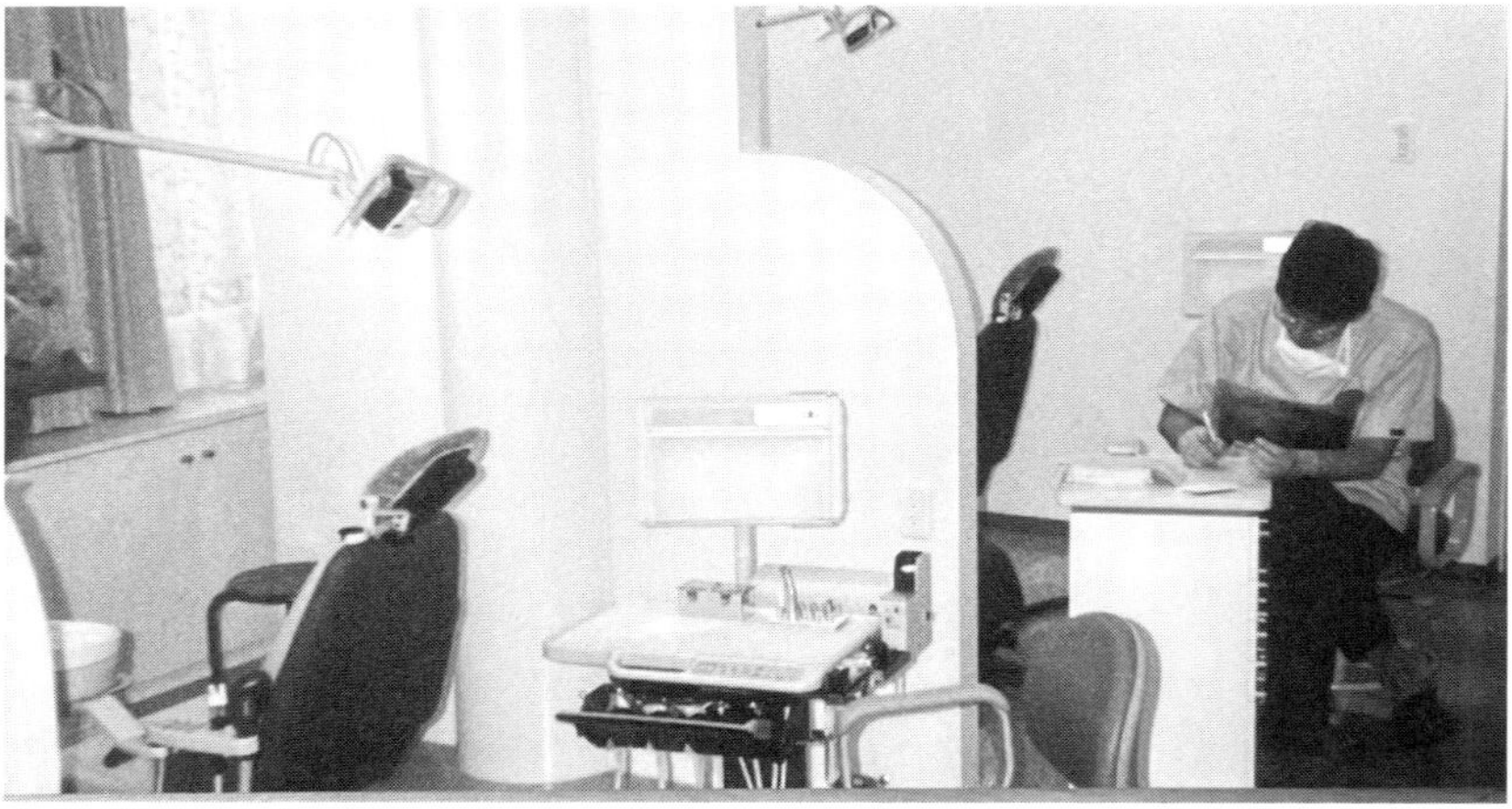

開業当時の診察室

こんな質問をよくいただくが、私の答えは「NO」だ。

私も開業当初はチェアー3台、スタッフ4名だった。スタッフが産休・育休に入ると、その間を任せるスタッフを募集することになる。1～2年の期間雇用だ。産休・育休スタッフが復職するころには期間雇用のスタッフも仕事を覚え、クリニックに必要な存在となっていて、そのまま正社員となる。人が増えたのでチェアーを増やす。狭くなったので増築する……。

これを繰り返し、現在、当医院はチェアー13台、スタッフ数が40名ほどになった。

規模が大きくなればなるほど、スタッフ1人に依存する仕事量は減少し、産休・育休に入りやすい環境になる。つまり、産休・育休が増えると、どんどんクリニックの規模は大きくなってしまうのだ。増築や移転が難しいの

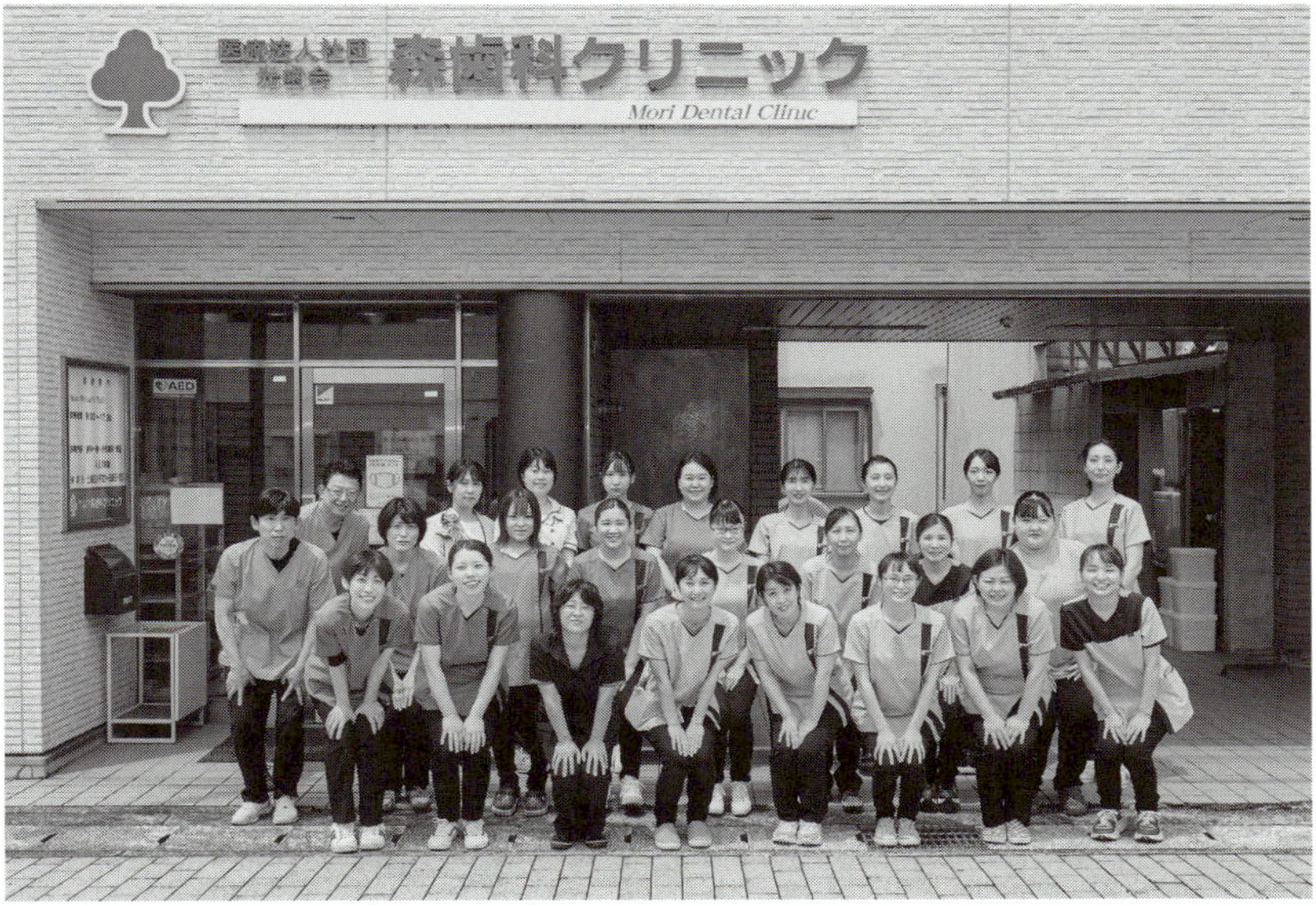

現在当院を支えてくれているスタッフたち

であれば、訪問診療を充実させる手もある。もしくは、受付やシンクタンク部門を医院から切り離してオンラインにしてもいい。いろいろ方法はあるはずだ。

とにかく、**大きくなることを柔軟に選択肢に入れないと、女性スタッフが長期に働ける環境づくりというものが難しくなる。**

院長にも、スタッフにも、患者さんにも、社会にも、よい方法で拡大していく。

その覚悟が必要である。

⑦任せきる覚悟はあるか

開業時は、自分がトップで、スタッフはその手足という感覚の院長が大半だ。そこから、スタッフ数が増えていくと、「自分もスタッフ一人ひとりも、大きなジグソーパズルのピースの1つ。すべてそろってはじめてパズルは完成する（医院が回る）」という感覚に変わっていく。

そういう感覚になることで、自分はオーバーワークから解放され、スタッフはやりがいを見出し、モチベーションを保ちながら仕事を続けることができる。

「今いるスタッフと10年後も働いていたい」

「今いるスタッフと一緒に、成長していきたい」

そう思うなら、**スタッフにどんどん〝仕事を任せていく〟必要**があるということだ。

人に任せるときの指導方法に有名な言葉がある。

「やってみせ、言って聞かせて、させてみて、褒めてやらねば、人は動かじ」

これは、連合艦隊司令長官、山本五十六の言葉だ。

名言であり人を育てる基本だと思うが、これはもともとできる上司に当てはまる言葉だ。私のようにもともとできが悪い上司は、**スタッフにお願いをして〝任せきる〟のが最善**だと思っている。

私の場合、後述する〝イライラ手帳〟を活用したことで自分の不得意分野が明確になり、不得意分野はどんどんスタッフに〝任せきって〟得意分野に集中するようになり、円滑に回っていった。

実は〝利益連動型給与体系〟も〝女性プロジェクト〟も、スタッフに〝任せきって〟完成したものだ。スタッフは、自分たちでつくったものだから頑張って実行しようと思うし、やりがいも出てくる。トップダウンであれば院長の思うようにコントロールできるかもしれないが、不満も出るし、モチベーションも上がらない。勇気をもって〝任せきる〟ことをお勧めする。

⑧若手登用を積極的に行えるか

勤務年数が長いスタッフが増えると、いろいろなことが安定してくる。その反面、新しいことを受け入れにくい風土ができあがってしまう。院長は積極的にいろいろな情報収集をし、そのときのトレンドを学ぼうとするが、子育てスタッフにそれを望むのは難しい。

たとえば、歯科衛生士のトレンドやＳＮＳによる集患といった、新しい分野での取り組みにスピード感がなくなってしまう。気が付けば〝茹でガエル〟になっていた、ということは避けなければならない。

手っ取り早い方法は、**活きのいい若手スタッフを幹部クラスに登用する**といい。

これに関しては院長がトップダウンで行うしかない。というのも、女性スタッフは人事を決めるとき、人間関係を大切にするため、失敗のない安定した人事が行える反面、若手スタッフの登用には慎重で、いくら能力があっても幹部クラスになるまでには相当の時間がかかってしまう。それでは今のスピードに追い付けないという危惧がある。

登用された若手スタッフはたまったものではないだろうが、そのメンタルに耐えうるスタッフにお願いして、幹部としてトップダウンで登用する。そうすることで、少しスピードが遅くなっていた組織が、スピード感をもって動き出すのだ。もちろんそれは、幹部として適したスタッフが入ったときに限るのだが。

本書で著者となっている吉岡は、新卒で入職し、トップダウンで最年少幹部になった。そのときの気持ちや問題は、後半で詳しく述べられるであろう。当院で、トップダウンで院長が人事に口を出したのは、このときのみである。

●イライラ回避ができれば全方位ハッピー

女性がライフワークバランスを充実させ、長期間働くために、院長としてのいくつかの覚悟をここまで紹介した。そのなかで**最も重要な覚悟は「上機嫌でいる覚悟」**である。

院長の行動変容への真摯な取り組みがなければ、結果を出すことはできない。かくいう私も、常に上機嫌という状態を達成しているわけでない。しかし、少なくとも今は、毛穴からイライラミサイルを発射しスタッフが委縮する、という状態は回避できていると思う。

いまだ修行中の身であるが、いろいろ試したなかでとくに有効だったワークを以下に紹介する。

①〝イライラ手帳〟をつける

小さな手帳を用意する。その手帳をポケットに忍ばせ、仕事をしていてイライラする出来事があったら書き留める。それを数日続ける。２週間も続ければ十分だ。なぜなら、毎日だいたい同じことでイライラしているとわかるからだ。

私の場合、「自分に対してのイライラ」と「スタッフに対するイライラ」の２つに分類された。

A　自分に対するイライラ

- 探しているものがすぐに見つからない
- 言ったことを忘れる

- 自分が決めたことなのに続けられない
- 準備不足
- 体調不良

B スタッフに対するイライラ

- 目つき
- ため息
- 話しかけてくるタイミングの悪さ
- 気配りのない無神経な行動
- 以前に言ったことが守られないこと
- 何度も同じことを言わせること

分類するとだいたいこんな項目に分類することができた。

ある日、大きなゴミがクリニックの床に落ちていた。スタッフはその上を行き来しているのに気づかないようだ。

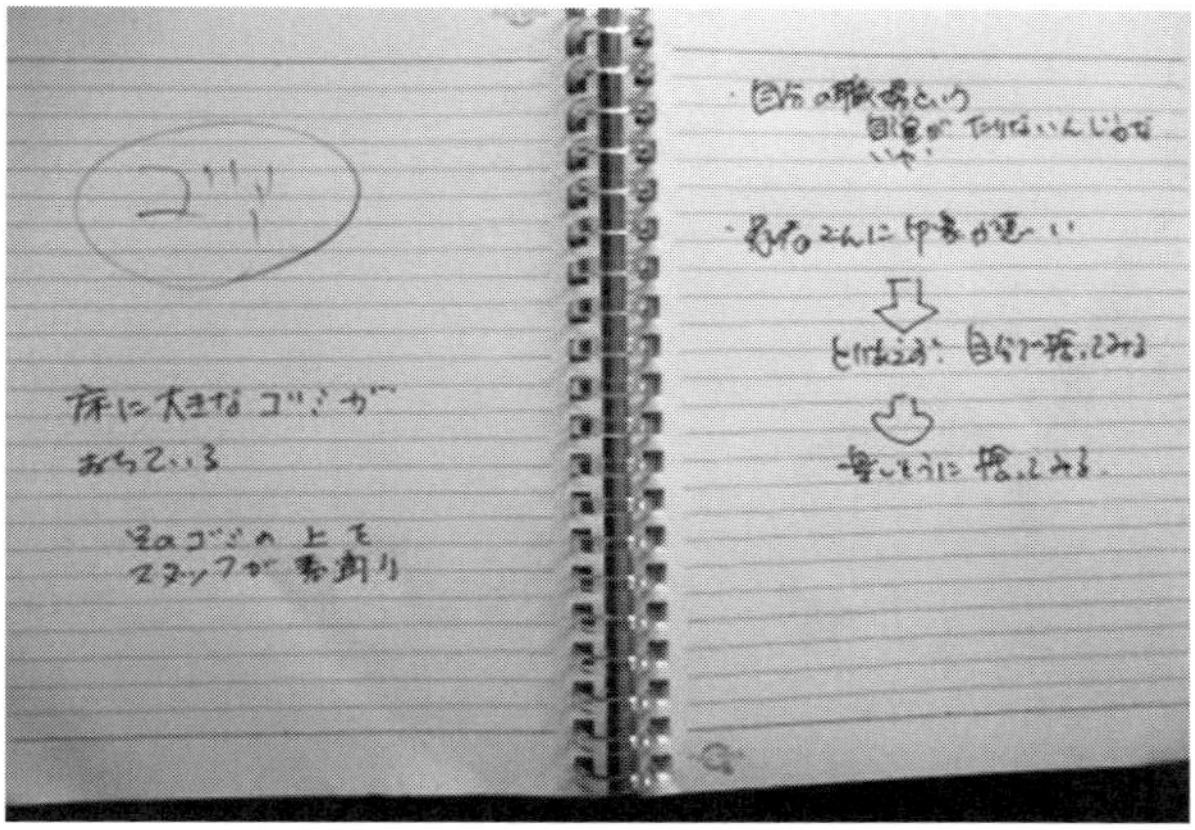

実際の「イライラ手帳」

「なぜ気づかないのだろう」「自分の職場という自覚がないのではないか」「いや、気づかないふりをしているだけかもしれない」

考えているうちに、だんだん怒りの感情が込み上げてきた。思わず「そこにゴミ、落ちている！」ときつい口調で言いそうになったとき、数日前、〝イライラ手帳〟に同じケースを書き込んだことを思い出した。

そこで、**「ゴミが落ちているよ」と優しく言ってみた。するとスタッフは「はい」と言って素直にゴミを片付けた。優しく伝えたため、イライラの原因にもならなかった。**

翌日もゴミが落ちていた。今度は自分で拾ってみた。それまでは、自分がいかに効率よく仕事ができるかということにフォーカスしていたため、自分でゴミを拾うことは考えもしてなかった。それはスタッフの仕事で、自分はもっと生産性の高い仕事をしていたほうがいいという判断で行動していた。恥ずかしながら、自分のクリニックでゴミを拾ったことがなかった。

ゴミを見ているよりも、自分で拾ったほうがイライラしない。それを体感すると、次からゴミを見つけたらすぐさま拾うようになった。それを見ていたスタッフがあわててゴミを拾うようになり、ゴミを見つけたら誰でも走って行って拾うようになった。

この出来事で、スタッフは院長の鏡であることをつくづく実感した。**自分が変わればスタッフが変わるという気づきにつながる小さな1歩だった。**

ある日、スタッフから有給届が提出された。忙しい時期での有給届だ。私は有給届を却下したことはなかったが、嫌味を言ってしまったり、目もあわさずに無言でサインしたりすることもあった。「有給が取れないクリニックもあるのに、もう少し職場の状況を考えて有給をとってくれよ」という深層心理があった。おそらく、体中の毛穴からイライラミサイルを発射していたことだろう。

しかし、そのときは〝イライラ手帳〟をつけていたため、「いつも頑張ってくれているから、こんなときくらいゆっくり楽しんできてね」とニッコリと笑って言ってみた。すると、さすがに有給届は引っ込まなかったが、休暇明け、スタッフはご機嫌な様子でお土産を持ってきてくれた。それまでにはなかったことだ。そうなると、私もどこかへ出かけるとスタッフへのお土産を買うようになり、週明けにはクリニックはお土産でいっぱいになった。

〝イライラ手帳〟をつけ、自己分析するという作業は、かなり有効だ。人によってイライラを感じる場面は千差万別なので、ぜひ、あなたも2週間でいいので、〝イライラ手帳〟をつけてみることをお勧めする。

②イライラ手帳を分析し、目指す院長像を探る

〝イライラ手帳〟の効力はそれだけではない。**イライラの元凶を追求**すれば、解決の糸口につながるのだ。

たとえば、「ゴミを拾わないスタッフにイライラする」という事象を深堀りしてみると、

「ゴミを拾わないスタッフにイライラ」
↓
「ゴミを拾うということを指導できない自分にイライラ」
↓
「指導者として無能であることがばれるのが怖い」

となる。つまり、根本には、**「院長はすべてにおいて完璧でないといけない」という完璧主義的な思考がある反面、完璧でない無能な自分がいることもわかっていて、それがスタッフにばれてしまうのが怖い**から、無言でイライラしてしまうのだ。

スタッフの問題ではない。自分の問題なのだ。

勤務医をしているときはスタッフとうまくやっていたのに、院長になった途端、急にギクシャクしてしまう。これは、勝手に自分に貼り付けた〝完璧な院長〟というメッキがはがれてしまうことを恐れる、自分自身が生み出した〝恐怖〟なのだ。それなら、最初から〝できない自分〟をオープンにしたら楽になるのではないか。自分では気づいていなかった自分に対する気づきがあった。

忙しい時期に有給届が提出された件も深堀りしてみた。

「その時期いつも忙しいのをわかってくれていると思っていた」という悲しい気持ち。
「もう2年も働いているのだから、それくらい考えてくれたら」という期待を裏切られた気持ち。

イライラの下には悲しみがあり、悲しみの下には期待があった。

期待とは、自分が相手に勝手に貼り付けた思い込みである。勝手に思い込んで勝手にイライラしている。「言わないでもそれくらいわかってよ」という甘えが自分のイライラの源だった。

つまり、自分が自分に貼り付けたメッキや人に貼り付けた思い込みが、自分のイライラの源にあったのである。これは〝イライラ手帳〟をつけたからこそわかった、大きな発見だった。

開業以来、クリニックを軌道に乗せることに奔走し、いつの間にか感情のコントロールを失い、イライラするキャラクターになってしまったと思っていたが、大元の原因があったのだ。

原因がわかれば対策がとれる。思っていることを怒らないように言葉で伝え、できない自分をさらけ出し、できる人にお願いをして、協力してもらうようにすればよいのである。

③１歩進んで〝ザワザワ手帳〟をつける

〝イライラ手帳〟を発展させ、心がザワザワすること、つまり〝あまりしたくないこと〟も手帳に書くようになった。同時にワクワクすること、〝積極的にやりたいこと〟もわかってきた。

A　あまりしたくないこと（ザワザワする）

- オーバーワーク
- 事務的な仕事
- 面談、面接
- 意味のない会話
- 電話
- 得意分野ではないことに決定権を与えられる

B　積極的にやりたいこと（ワクワクする）

- 情報収集
- 作戦を考える
- 文章を書く

院長のいい所は、ザワザワ分野を減らしワクワク分野を増やすように、クリニック全体を自分でデザインできるということだ。以下、このワクワク、ザワザワに基づいて私がやったことを紹介しよう。

A　やめたこと

- 朝礼での院長からの一言

B　スタッフにお願いしたこと

- 労務・税務関係
- レセプト関係
- 給料計算
- スタッフ面談
- 入社面接
- 数値管理（新患・リコール・キャンセル率等）
- ホームページ作成・更新
- ＳＮＳによる情報発信

- 自費率アップ
- 集患
- メインテナンス増
- 出入金管理

C　外注したこと

- クレンリネス（クリニックの清掃等に関することはスタッフが直接、クレンリネス社に問い合わせ）
- 接遇（髪の毛の色、ユニフォーム、接遇レベルアップを接遇講師基準に）
- コンプライアンスの遵守・トラブル回避（顧問弁護士に依頼）
- IT契約（ITに関することは、すべてスタッフが直接相談）

●自己分析が成長のカギ

振り返ってみると、いろいろなことが形になったが、一番大事なことは**冷静な気持ちで自己分析を**

するということだったと思う。

もちろん、これは一朝一夕でできることではなかった。

私も、多くの歯科医師のみなさんと同じような道をたどってここまできているのだ。

技術に自信ができた時点で開業を考えた。人生すべてをかけた最高の自己表現の作品ができあがると心が浮き立った。歯学部を目指したときのゴールがそこにあるのだ。地域の方、スタッフにもできるだけ喜んでもらおうと誓った。

ところがいざ開業すると、治療以外のやらなければならないことに忙殺される。それでも、自分の最高傑作をつくり上げるため、必死になって頑張る。

最高傑作をつくるんだ。最高傑作をつくるんだ……。

問題が起きて、たまにだが「さすが院長」的な解決法が出ると、途端に脳にアドレナリンが放出され悦に入る。以後、めったにない「さすが院長」を求めて迷走する。

スタッフが勝手な判断をすることは許さなかった。なぜなら、自分の最高傑作を汚されるような気持ちになるから。だんだん強権的になり、1枚1枚鎧を身にまとっていく。いつしか鎧でがんじがらめになり身動きが取れなくなっていた。鎧をまとっていないと、どこから攻撃されるか怖くて怖くて仕方がない。重い鎧で身動きがとれなくなっていた。

なぜ自分だけがこんなつらい思いをしなければならないのか。日中は診療、夜は事務仕事、休日は学会や勉強会。いつしかそれが当たり前になり、いろいろな思考が麻痺してくる。〝院長ホリック〟の状態だ。誰のために頑張っているかわからなくなっていく。

常に虚勢を張って、スタッフに本音を言うと負けたような気持ちになる。虚勢を張っていることすらわからなくなる。いつしかスタッフにも「誰のおかげで生活できていると思っているのだ」と心のなかでつぶやくようになり、小さな小さなお山の大将〝俺様院長〟ができあがった。

そんなとき、無謀な増築により〝経営〟が怪しくなり、〝経営〟について学び始めた。ほんの少し鎧を脱いで、スタッフに少しだけ本音を語った。今思えば、何をそんなに怖れていたんだろうと思うが、当時は本音を言うことが怖くて怖くて仕方なかった。スタッフはそんな未熟な経営者の言葉を真剣に聞いてくれた。

まずは**自分の行動変容がスタート地点**である。開業がゴールだと思っていたが、スタート地点にも立っていなかったのだ。少しだけ自分改革がスタッフにも認められ始めたころ、〝経営〟がおもしろくなってきたときに、台風被災となった。このとき、「今いるスタッフと10年後も働いていたい」という思いが、確信になり明確なイメージとなった。**10年後の姿を明確にイメージし、逆算的に自分改革を遠視的視野で望めた**ことが大きかった。

そのなかで、実は**1枚目の鎧を脱ぐときが、一番勇気が必要だった**。そして、鎧を脱ぐために有効だったのが〝イライラ手帳〟だった。

以前の私のように、重い鎧を身にまとって身動きがとれなくなっている院長先生が、1歩を踏み出すきっかけになればと思い〝イライラ手帳〟を紹介した。俺様院長は最終形ではなく、スタッフとともにスタッフの能力を活かしたクリニックになるための通過点であるということをご理解いただければ幸いだ。

コラム：女性が多い職場でのマイルール

女性が働きやすい環境をつくってきた身として、培ってきたルールがある。いくつか紹介するので参考にしてみていただきたい。

●相談されたら「君はどう思うの？」と聞き返す

例えば、入社面談をスタッフに任せた場合、募集1名に対して2名の優秀な応募者があり、担当スタッフが迷っているとしよう。

「Aさんにはこういういい面、Bさんには別のいい面があり、迷っています」と担当スタッフが聞きに来たとする。そのとき、スタッフに仕事を任せるうえで大切なポイントがある。

それは〝聞き返す〟ということだ。

迷っていると言われたら、「なるほど、それで君はどう思う？」と1回聞き返すのだ。たいていの場合、担当スタッフは自分の意見をもっている。

「実はこういう面でAさんがいいと思います」

「それでは、君に任せるよ」

といった具合だ。ここで院長が自分の意見を押し通すと、スタッフは依存し、最終決断は院長に回ってくる。例え結果的に失敗したとしても、担当スタッフが決めたことは受け入れる。もし本当に迷っているなら、「それでは他のスタッフと相談して決めて」という具合に決定権をスタッフに渡す。こういうやりとりの繰り返しが権限移譲につながる。

●女性たちの私語は情報の宝庫と心得る

院長が女性スタッフに対するときに感じる違和感として、仕事中の私語の多さがある。

「いったいいつ本題に入るのだろう」

女性同士の会話を聞いて、そう感じる男性院長は私だけではないだろう。ものすごい雑談力だ。男性からみると、この私語や雑談はさぼっているようにしか映らないのだが、決して軽視してはいけない。雑談のなかには、そのスタッフのもつ「価値観」や、重要な「情報」までが含まれているのだから。

例えば毎朝、スーパーの安売り情報をキャッチし、シェアするスタッフがいる。

「今日、スーパーAでインスタント麺が20％ｏｆｆの広告が出ていたけど、ホームページで調べたらスーパーBのほうが安い。でも箱買いするならネットのほうが安い」なんて話をする。

この雑談から、このスタッフはネット環境にも強く、あくなき探求心をもっていることがわかる。こういうスタッフは、ホームページ関係やTC（トリートメントコーディネーター）が向いている。

その他、雑談のなかには、貴重な個人情報という「宝」も埋もれている。

「Aさんはそろそろ結婚を考えている」

「Bさんは子どもが欲しいのだが、不妊治療をするか迷っている」

「Cさんは親の介護が必要になりそうだ」などなど。

面談の前に挙がりそうな情報が、そこにはちりばめられているのだ。雑談を聞いていれば、スタッフの悩み、退職の気配、適材適所の配置、業務上のトラブル回避などを察知できるのだ。

そして、男性の私には難しいことだが、女性は雑談しながらでもしっかり仕事ができる。クリエイティブな部門では、むしろ雑談しながらのほうがいい意見が出ることがある。雑談を禁止するのではなく、私語ＯＫの職場のほうが、スタッフがノビノビと仕事ができるということだ。

●院長が一番無理をしない

開業して数年、すべての判断基準が集まる院長は、とにかく忙しい。診療中はもちろん、昼休みは業者との打ち合わせ、診療後は事務仕事、週末は学会や勉強会と、休む暇もない。たまの休みには、私はよく発熱して寝込んでいた。そして次の日には少しくらい体調が悪くても、エナジードリンクや解熱剤を飲んで診療をする。そういう日常を過ごしていた。

そんな状態だと、スタッフが雑談していたり、体調不良で急な休みを取ったりすると、内心「プロ意識がたりない」とイライラする。そして、その小心な自分にさらにイライラするという悪循環になってしまう。

結局、**無理して頑張ると人に優しくできない**のだ。上機嫌でいようと思うと、**〝院長が一番無理をしない〟のがちょうどいい、**ということになる。

ちなみに私は、今では一番先に昼休みをとり、一番早く退勤することを目標とし、実践している。患者さんにキャンセルが出たら「自分の好きな本や漫画を読む時間ができてラッキー」と思うようにしている。不満顔をスタッフにぶつけるよりも、好きなことをしてニコニコしている院長のほうが、よほどスタッフは働きやすい。そうできるように、スタッフにどんどん権限移譲していく。そのほうがスタッフもノビノビ仕事ができるし、自分の健康や精神面も保たれ、スタッフに対して感謝の気持ちも出てくる。いいことしかない。

コラム：退職回避のためのルール

労働環境以外でスタッフが退職を考えるケースがある。

●思ったように仕事を覚えることができなくて自信を無くしてしまうケース。

●自分が正しいと思ったことが認められないケース。

それぞれについて、考えてみよう。

●思ったように仕事を覚えないときは「待つ」

もともとはスポーツの用語だったと思うが〝ティッピング・ポイント〟という言葉がある。「それまで小さく変化していたある物事が、ある日、突然すべてが急激に変化する時点」のことをいう。

幼少期、私は逆上がりができなかった。できない子だけが放課後に練習させられる。できないうちは、できる自分を想像できない。しかし、1回でも偶然できてしまうと、そのあとは、なぜかできるようになり、できなかった自分を忘れてしまう。

この**偶然できてしまった時点をティッピング・ポイント**という。

スタッフが仕事を覚えるときにも、同じようにティッピング・ポイントがある。指導するほうは、できなかった自分を忘れていて「なぜ、すぐに覚えられないんだろう」と思う。指導される側はできる自分が想像できない。このときの負荷が大きくなり、退職につながるケースがある。

昨今は慢性的な歯科衛生士不足で、新人の人件費が高騰している。院長は、人件費のことを考え、早く現場で独り立ちしてほしいと思っているが、実際はなかなかうまくいかない。ここにギャップが生まれ、新人に負荷がかかる。

以前の私は、1度教えたことができなかったら、すぐにスタッフに腹を立てていた。言葉にしないまでも毛穴からイライラミサイルが出ていたことであろう。スタッフは敏感にその気配を感じ取り、最悪、退職という道を選ぶ。

そうなってしまう院長の気持ちもよくわかるが、**とくに新人に対しては〝待つ〟ということを意識してほしい。**

私が意識している言葉を紹介しよう。日本一のお金持ち、齋藤一人さんの言葉だ。

「井戸掘りをするときに、地面を五、六回掘った程度で水が出ると思ったら大間違い。

そういうのは、まだまだ覚悟が足りない。水が出るまで井戸を掘る。

そして、深い井戸ほど、出た水はキレイなんです。

井戸を掘る場合、そこに水脈がなければ水は出ません。でも人間に水脈がない人はいません。

要するに、**才能が出ない人はいない**、ということです」。

さすがに成功者の言葉は違う。１回言って覚えないスタッフに対してイライラしていた自分が恥ずかしくなる。この言葉のとおり、**水脈の出ない人はいない。根気よく、水が出るまで、優しく指導する覚悟が大切だ。**

●正しい意見同士が対立したら第３の道を探す

スタッフが成長してくると、どちらの言っていることも正しく、〝正しさvs正しさ〟という問題が出てくる。例えば、こういうケースだ。

当院の患者が増え、歯科衛生士は業務記録記載のため、残業が続いていた。残業を頑張ってくれることはありがたいが、雑談しながら他のスタッフに対しての愚痴などを言っている、ということが耳に入ってきた。それがきっかけで、スタッフ間の人間関係がぎくしゃくするのも好ましくないため、対策として、残業時間に上限を設けた。

その際の歯科衛生士の言い分は「残業を制限するなら、患者数を減らしてほしい」だった。受け持ち患者が増えれば診療録や業務記録作成のための仕事が増えてしまう。患者数の削減はもっともな主張である。しかし、医院経営や患者利益を考えると、それは得策ではない。未熟な院長であった私は「残業が増えるのはプロ意識が足りない。与えられた時間内で業務をこなすのが本当のプロだ」と強権的に歯科衛生士たちの主張を拒否した。

その結果、歯科衛生士が集団で退職するという最悪の結果となった。

こういう問題は、スタッフが業務に自信がないときは発生しない。ある程度業務に自信がつき、自分のやり方や考え方が芽生え、医院の方針と相違することで、対立が起こる。お互い言い分が正しいからこそ、正しさのぶつけ合いとなる。院長vsスタッフという構図になることもあるし、スタッフvsスタッフという構図になることもある。

対立が起こった場合の対処方法は２つだ。

１つ目は **〝第３の道を探す〟** こと。こっちをとるかあっちをとるか（ALL or NOTHING）ではなく、どちらでもない方法を模索するということだ。

その事例は、数年後に起こった。

診療体制を予防歯科にシフトするにあたり、歯周病安定期治療の患者さんを増やしていくことになり、当然、歯科衛生士への負担が増えていった。現場の歯科衛生士たちはオーバーワークを懸念し、患者数の制限を求めてきた。ここで〝第３の道を探す〟の出番だ。

まず、歯科衛生士たちにどのようなことに不安を抱いているかを聞いた。患者数が増えることが負担というよりも、それに付随する診療録や業務記録への不安があるとわかった。数年前と同じ問題だ。それならば、診療録や業務記録への不安をなくすために、**歯科衛生士に専属のアシスタントをつけることという案が出てきた。** そうすることで、歯科衛生士が施術に専念している間にいろいろな業務が助手によって進められる。歯科衛生士も安心して施術に専念できるようになった。

〝第3の道を探す〟典型的な成功例だ。

では、〝第3の道を探す〟ことができない場合はどうするのか。それが対処方法の２つ目。

〝闘いのステージから降りる〟だ。

歯周病安定期治療の患者が増えてくると、やがて、医院のアポイントのキャパシティーを超えてしまう。そこで歯科衛生士に施術時間の短縮をお願いした。具体的には、それまで45分だった施術時間を30分にできないか打診したのだ。

歯科衛生士たちの答えはNOだ。具体的な〝第3の道〟も見つからない。強行すると数年前と同じ轍を踏むことになる。

こういう場合は、いったん上の者が引くということも必要だ。医院経営上もしくは患者利益上どうしても必要な場合は、いったん引いた後、改めて作戦を練りなおすのだ。

大事なのは、**決して強行突破はしない**ということだ。

第３章

STEP 2

働き方改革：院長の対応

働き方改革への対応

「働き方改革」を進めるうえで大切なことは、スタッフ主導で行うことだ。経営サイドが恩着せがましくトップダウンで行うと、かえってスタッフのモチベーションを下げてしまうこともあるので注意が必要だ。

そこを踏まえつつ、ここでは院長である私が行った対応を簡単に紹介する。

●先頭が入れ替わるパシュート的経営手法

院長として長期的視野で働き方を考えるとき、私はパシュートという競技をイメージした。

オリンピックで行われるスピードスケートの種目で、唯一の団体種目であるパシュート。3人1組になって、1周400メートルのリンクを何周か滑って競うものだ。空気抵抗を大きく受ける先頭を入れ替えながらレースを戦うのが通常の作戦で、入れ替わりのタイミングや回数などが戦術のカギに

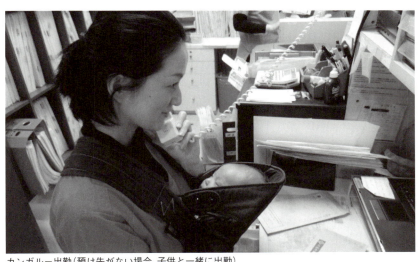

カンガルー出勤（預け先がない場合、子供と一緒に出勤）

なる。

しかしながら、先頭の選手だけが孤軍奮闘しているわけでなく、後方の選手も自力で滑り、時に後方からサポートする。

女性スタッフが多い職場では、このパシュート的な考え方が必要だ。つまり、頑張れるときに頑張り、子育てや介護といったプライベートが大変なときは、力配分を生活のほうにシフトしてもらう。しかし、どっぷり依存するのではなく、しっかりと自分の仕事をこなし、職場に貢献し、そのキャリアを活かす。その仕組みと風土が必要だ。

●女性スタッフプロジェクトの立ち上げ

女性スタッフがまだ全員独身だったころに、子育てしながら働くことにどういう不安があるか、アンケートを行った。挙がってきたのは左記の項目だった。

- **子どもが体調不良で急に休んでしまうことで、周りに迷惑をかけてしまうのではないか**
- **家族の協力が得られるかわからない**
- **家事との両立ができるか不安**
- **子どもをお風呂に入れたり、夕ご飯を一緒に食べたりする時間があるだろうか**
- **子どもに習い事をさせられるだろうか**
- **預かってもらえる保育園がすぐ見つかるだろうか**

私が解決しなければならない問題は、**スタッフの急な休みに対する対応と退勤時間の問題**だ。前述した、**〝余剰人員雇用〟〝時短〟の覚悟**だ。そのときは、洪水被害で湧きあがった「今いるスタッフと10年後も笑顔で働いていたい」という思いが数値的な経営判断を上回った。

今になって思い返せば、「経営的なことを犠牲にしても、仕組みと風土をつくりあげる！」という思いがなければ、今の制度はできあがっていなかっただろう。

皆の意見を取り入れ、さまざまなことを決めた。やがてこれは「女性スタッフプロジェクト」と呼ばれ、さまざまに形を変えながら定着していった。当初採用した取り組みを書き出してみる。

「女性スタッフプロジェクトの主な仕組み」

- 妊婦検診による遅刻、早退は出勤扱い
- 妊婦の体調不良による欠勤、遅刻、早退は出勤扱い
- 子どもの体調不良による欠勤、遅刻、早退は出勤扱い
- 子どもの予防接種・健診による欠勤、遅刻、早退は出勤扱い
- 1年以内に復職してくれる場合は、休職前のキャリアを踏まえて給与を決定
- 1年以内に復職してくれる場合は、月に1万円の補助金
- 子どもが3歳になるまでは正社員でありながら労働時間は短くていい
- 子どもを預かってくれるおばあちゃんに手当として、子ども1人につき５０００円を支給

いくつか変わったものがあるが、子育てスタッフが働きやすい仕組みを取り入れたおかげで育児休暇を4回取って4児のママになった女性もいて、今も子育てスタッフとして一緒に働いてくれている。結婚や出産は退職理由にならず、出産後復職率は１００％となった。

●サポートスタッフへのフォローを万全に

子育てスタッフに優しい職場ということは、フォローしているスタッフに相当な負担がかかっていることになる。それを解消するために、フォロースタッフに対して、次のような仕組みをつくった。

- **●フォロースタッフだけでの慰安旅行（子育てスタッフは仕事をして医院の留守番）**
- **●フォロースタッフだけでの食事会**
- **●誕生日前後の１日有給休暇がもらえるバースディ休暇**

仕組みをつくったときは、これでサポートスタッフに業務が集中するという不満を少し解消できるのではないかと考えた。しかし、これは、サポートスタッフの気持ちにまだ寄り添っていなかった。そのことは、このあとのページで紹介する、吉岡による「サポートスタッフの本音」を見ていただいたほうが早いだろう。

●子どものいるスタッフを知る

独身スタッフは全員自宅から通っている。典型的な生活パターンはこうだ。

- **朝、家族に起こされる**
- **食卓には朝食が用意されていて、弁当もできている**
- **仕事に行く**
- **仕事が終わったら、友達と遊びに行く**
- **帰宅後は自分の時間を過ごす**

それが結婚し、子どもができるとこうなる。

- **朝早く起きて、家族の朝食をつくる**
- **夫、子ども、自分の弁当をつくる**

- 洗濯や掃除など家事をする
- 子どもを保育園に連れていく
- 仕事に行く
- 仕事の帰りに保育園に子どもを迎えに行く
- 帰宅途中で買い物をする
- 帰宅して夕食をつくる
- 子どもを風呂に入れ寝かしつける
- ヘトヘトになって寝る

これが毎日繰り返される。つまり、結婚し子どもができると生活は激変するのだ。

子育てしながら働ける職場環境をつくっていく当初、実は私のなかには「子どもができると、生活の変化に対応できずに、仕事に影響が出るのではないか」と危惧する思いも生じていた。

しかし、それはまったくの取り越し苦労だった。むしろ独身だったころにも増して、バリバリと働いてくれるようになった。

「昨夜は子どもが熱を出して、夜中も起きて大変だったけれど、今朝はなんとか熱も下がって、保育圏に放り込んできた」

などとスタッフ同士、笑顔でおしゃべりしながら、患者が来ると、満面の笑顔で対応する。自分はほとんど寝ていないはずなのに、働ける喜びを前面に出して仕事をしてくれる。

おそらく女性は、自分の子どもが成長するのと一緒に、ものすごい勢いで母として、女性として、人として、成長をするのだろう。この成長による共感力が、歯科医院という職場では大きく発揮される。患者を癒すのである。

また、**子育てスタッフががむしゃらに働く姿が、まだ子どもがいないスタッフにもよい影響を与える。よきワーキングモデルになり、仕事観の向上につながるのだ。**

子育てしながらでも仕事が続けられるということが、先輩スタッフを見てイメージできるようになると、長期的展望で仕事のキャリアを考えるスタッフが増えてくる。自ら積極的に、さまざまなスキルアップに挑戦するようになる。すると自然に「ここが自分の職場である」という意識が芽生え、定着率アップにも貢献する。

以上、ここまで、私が院長としてこれまでに行ってきたさまざまな改革、そのなかで感じたこと、思ったことなどを紹介してきた。

このあとは、実際に女性プロジェクトが始まったとき、新人スタッフとして入社してきた吉岡に具体的な事例を紹介してもらう。

実際のオペレーションでの一番の功労者だ。実際の心情や問題点なども赤裸々に綴ってくれているので、大いに参考にしていただきたい。

第４章

STEP 3

働き方改革：サポートスタッフの本音と葛藤

女性スタッフプロジェクトが成功した本当の理由

●歯医者大嫌い少女が憧れたのが歯科衛生士

森歯科クリニックでなし得たスタッフ自立型歯科医院は、働き方改革として女性スタッフプロジェクトが成功したことが大きかったと思います。しかし、その道のりはけっして平坦ではありませんでした。


前の章までは、院長サイドから見た視点でさまざまな経緯を紹介しました。

しかし、現場を体験したスタッフの心の内は、少し違います。

よりよい職場づくりのため、スタッフが本当はどう思っていたのかを知っていただくため、院長や幹部スタッフには失礼な部分もあるかもしれませんが、本音を紹介させていただきます。

そして、これから働き方改革を考えている皆様に、僭越ながら、私からのアドバイスもつけ加えておりますので、ぜひ参考にしていただければうれしいです。

最初に私、吉岡沙樹について簡単に紹介させていただきます。

おばあちゃん子だった私は、3歳児健診で歯科医から〝ランパント・カリエス〟と診断されました。〝汎発性う蝕〟ともいい、かなり進行した虫歯が多数見つかる深刻な状態でした。親のネグレクトを疑われ、市から調査されるほどの状態でした。

当然、歯医者さんは大嫌い。1回の診療時間が4時間を超えることもあり、先生もお手上げの非協力児でした。そんな**歯医者大嫌い児童の運命は、1人の女性によって大きく変わります。**

それが歯医者さんにいた**歯科衛生士さん**です。根気よく私の話を聞いてくれて、私のペースに合わせてくれて、いつの間にか歯医者さんに行くのが苦痛でなくなっていました。

歯科衛生士さんってすごい。こんな人になりたい。憧れのような思いを抱いたことを覚えています。

当時、私の家は母子家庭で、高校卒業後は就職することが既定路線。当然、中学3年生の進路相談のときも、就職に有利な工業高校に行く予定で話が進んでいました。しかし、担任の先生から最終確認をされたとき、私はつい、子どものころから思っていたことを話していました。

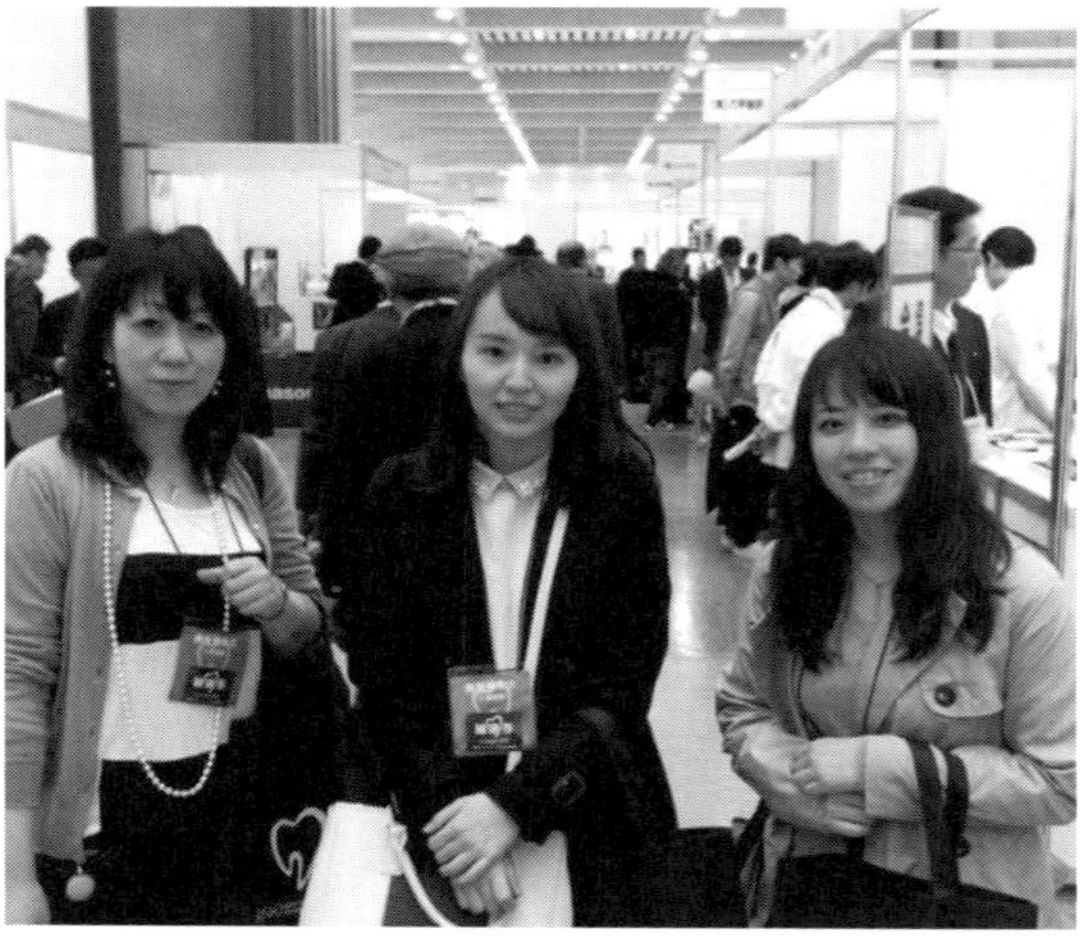

歯科衛生士になった当時（中央）

「私、本当は歯科衛生士になりたいんです」。

母には何も相談していませんでした。先生は私の話を聞いてくれて、普通科の高校に行かせてもらえるように母を説得してくれました。それだけでなく、進学した高校にも連絡してくれて、高校の担任が知り合いの歯科医院を紹介してくれたのです。

「ここでアルバイトして、楽しいと思って3年続いたら、お母さんを説得してあげる」。

そう言われ、実際に歯科医院で働くことになりました。もちろん大変なこともありましたが、何よりも毎日が楽しくて、「絶対に歯科衛生士になる」という思いが日に日に強くなっていきました。

3年間無事にアルバイトを続け、先生が母を説得し、奨学金とアルバイト収入で歯科衛生士学校に通えるようになりました。

こうして私は晴れて憧れの歯科衛生士になれたのです。

●変な歯医者？　入社早々の衝撃の合宿

私が森歯科クリニックに入社したのは平成25（２０１３）年。

当クリニックでは、毎年春に合宿という名の勉強会が行われ、外部講師を招いてチームビルディングをテーマに、グループワークを行っていました。私が入社した年の講師はベストセラー作家の自己啓発家でした。

合宿があったのは入社１週間後。先輩の名前も覚えきれておらず、人間関係も探り探りというさなかでした。そんなときに目にした合宿での一部始終は、とにかく衝撃的でした。

日ごろ、スタッフルームで院長への愚痴をこぼしながら働いている先輩たちが、なんと号泣しながら院長に感謝の言葉を伝えているのです。しかも、我先にと、挙手の嵐。

大人が号泣している姿など、見ることがまずないので、恐怖すら感じました。

目の前の光景を見ながら、湧きあがるのは後悔の念ばかり。せっかく志高く歯科衛生士になったはずなのに。高校生のころから6年間アルバイトをしていた歯医者のスカウトを蹴ってまでこのクリニックに入職したのに……。

合宿後、院長には「ありがとうございます」と言い、アンケートには差し障りのないことを書いてその場を去ったものの、胸のなかのざわざわは止まりません。同期と「変な宗教にでも勧誘されるのかな。怖いな」と語り合い、いつ退職するか、相談しながら帰路に着いたことを思い出します。

＊吉岡からのアドバイス

今にして思えば、あの合宿は、新人スタッフに働くことの意味を伝えるために行ったものでした。しかし、あまりに刺激が強すぎる行事ごとは、とくに新人スタッフには逆効果です。院長先生、お気をつけください。

●なんで私が受付なの？

とはいえ、せっかく入社したクリニック。不安になりながらも、歯科衛生士としてスキルアップに励んでいました。そんなある日、私は院長室に呼ばれました。

院長は、スタッフとはコミュニケーションをほとんど取りません。私も入社以来、あまり院長と話をしたことがありませんでした。いきなり院長室に呼ばれて、何か怒られるのか、不安いっぱいで院長室の扉を開けました。すると、

「竹村さん（旧姓です）、受付やってみない？」

唐突にそう言われました。なんで？　と思っていると、

「これからの長い歯科衛生士人生、受付をしてみるのもいい経験になるよ」とのこと。

まだ入社したばかりで右も左もわからない私は、「はい、わかりました」と答えることしかできませんでした。でも、「せっかく歯科衛生士になったのに、なんで受付なの？」「私、向いていないってこと？」と、頭のなかは〝？〟だらけでした。

ちなみに、その答えは、後述する「女性スタッフプロジェ クト始動」のところでわかります。

＊吉岡からのアドバイス

院長先生方へ。職種転換する場合は、スタッフが本音で話せるような雰囲気をつくり、しっかりとその理由を伝えて、スタッフにも考える時間を与えるようにしてあげてください。

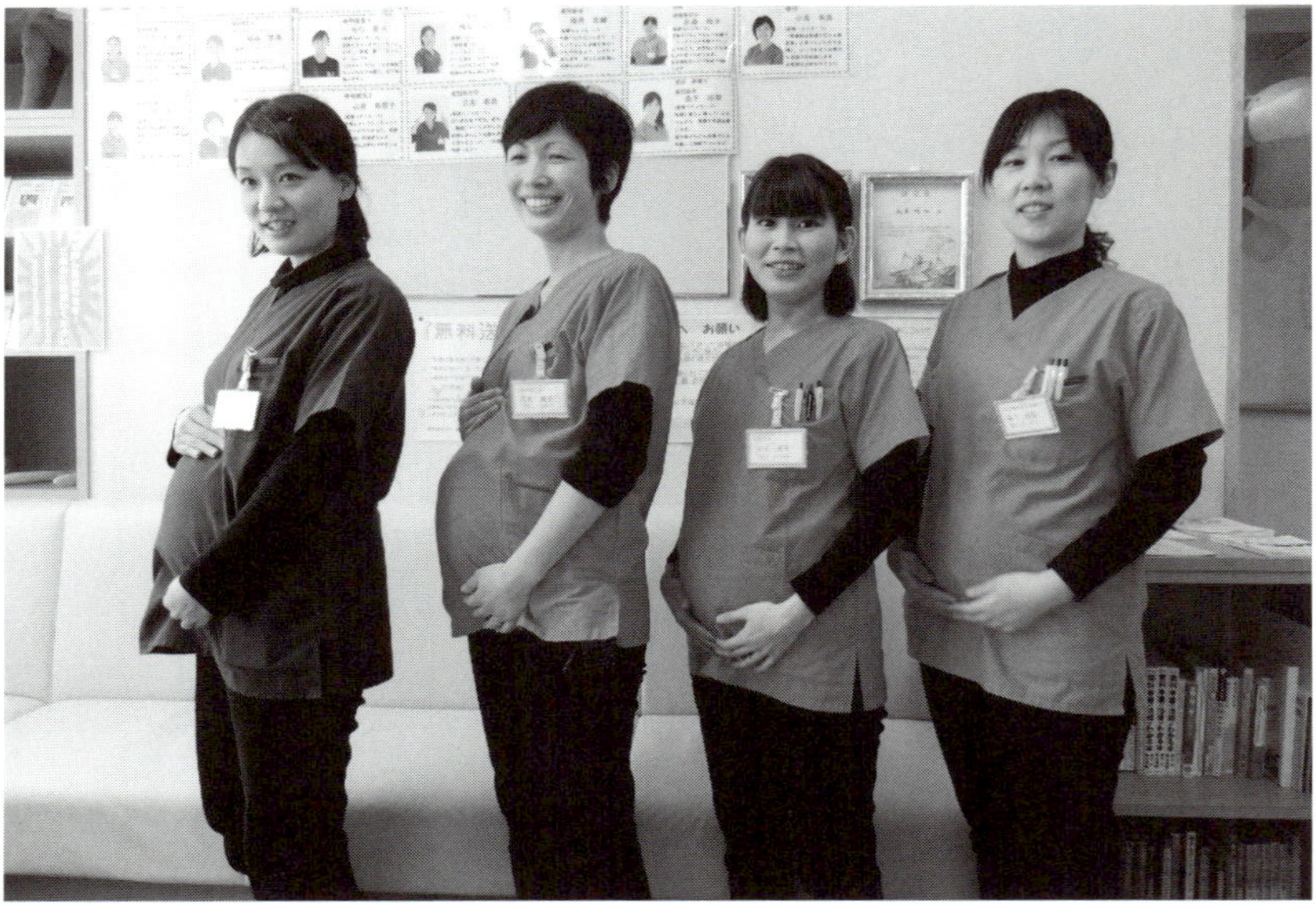

7か月、8か月、9か月、10か月のスタッフ

●女性スタッフプロジェクト始動

それからほどなく**女性スタッフプロジェクト**はスタートします。

いや、正確にいうと、私が入社したときからすでにプロジェクトは始動していました。

主な内容は**時短営業や土曜診療の減少、妊娠・子育てスタッフの欠勤・遅刻の出勤扱いなど、子育てスタッフへの手厚い配慮がふんだんに盛り込まれたものでした。**

プロジェクトが始まる前は、診療時間の最終アポイントは今より1時間以上遅く（現在は17時だが、当時は18時30分）、子育てスタッフがフルタイムで働くとなると、保育園のお迎えや夕飯の準備などに間に合わず、ほかの家族（夫や祖父母たちなど）の協力が不可欠でした。助けてくれる大人がいない家庭のスタッフは、パートになるしか選択肢はありませんでした。

当初、このプロジェクトが軌道に乗ったタイミングと、〝女性が働きやすい職場づくり〟を推進する世間の風潮とうまく重なり合って、森歯科クリニックは大きな注目を浴びました。毎週、全国から医院見学者が来院し、たくさんの先生方が興味を示してくださいました。

そして彼らは口をそろえて、こんな質問をしました。

「独身スタッフ（サポートスタッフ）は大変じゃないですか？」

「不満は出ないのでしょうか？」

確かにこれはまっとうな疑問です。何か新しいことを進めるにあたって、反発は必ず出てくるし、それを恐れるのは当たり前の感情です。とくに女性スタッフプロジェクトの場合、冒頭でお伝えしたように、ママスタッフには有難い制度ですが、サポートスタッフには負担が増える制度です。

そして、**私が意に反して受付業務になったのも、実は、ママスタッフ退勤後の受付スタッフが手薄になることを見越しての施策**だったのです。

はっきり言います。

ママスタッフに優しい仕組みは、独身スタッフに対しては厳しい制度となります。森歯科クリニックでも、反発や意見の相違は当然のようにありました。

そこをどう乗り越えていったか、スタッフの奮闘をご紹介しましょう。

●サポートスタッフの葛藤

女性スタッフプロジェクトは、私の入社とほぼ同時にスタートしました。そのため、私はプロジェクトが始動する以前の、〝全員が最終就業時間までいる森歯科クリニック〟をほぼ知りません。プロジェクト始動後は、ママスタッフが退職した17時以降こそ、独身スタッフの忙しさが頂点に達するというのが当たり前の日常でした。

尋常ではない忙しい日々に困りはしましたが、スタッフ不足に端を発した超短期集中での業務引き継ぎや、実践型新人教育は、結果、その後の私の昇進に大きく繋がったとは思っているので、これはいわゆる「怪我の功名」だと思っています。

しかし、まったく問題や不満がなかったわけではありません。

〝全員が最終就業時間までいる〟状態から、〝患者数は同じなのにスタッフが半分17時退勤する毎日〟が突然始まるのです。不満が出ないほうがおかしいのです。

サポートスタッフは毎日最後まで一緒に働き、終業後は、その不満が出まくります。愚痴やマイナスな考えをもつスタッフに引っ張られたことも、もちろんあります。先月まで学生だった新人が、どんなに忙しくても「仕事だから」と、先輩に割り切った態度が取れるはずもありません。

このように、女性スタッフプロジェクトは見切り発車で始動したこともあり、かなり多くの不満や改善点が出てきました。

●続々と噴出する問題点と向き合う

プロジェクト開始早々、現場で働くスタッフから出てきた問題点は、次のようなものでした。

- **スタッフ不足のため、Dr.アシスタントが不在になる**
- **導入や送り出しをできるスタッフがおらず、Dr.が行っている**
- **患者さんをお待たせする（森歯科クリニックは待ち時間0《ゼロ》診療が基本）**
- **スタッフが慌ただしく動き回ることで、患者さんへ忙しさが伝わってしまう**
- **急ぐあまり術前説明、術後説明が疎かになる**
- **スタッフ不足で予定していた診療を行えず、応急処置的な対応になる**
- **スタッフ不足で診療が押し、残業が増える**
- **最終の片付けや在庫数の確認作業がサポートスタッフへ集中する（診療終了後にスケーラーチップなど紛失しやすい器具の在庫数を確認し、ない場合はゴミ袋など、見つかるまで探すのがルール）**

すべての不満は、**自分たちが忙しいことの延長線上に患者さんへの迷惑があり、それが申し訳ない**ということだとわかります。

「患者さんのためにもスタッフの人数に合わせた予約数にしてほしい」とは常に感じていました。

しかし、当時のサポートスタッフは全員が20代前半で入職3年未満。院長や幹部スタッフに改善案を提案するなんて、とてもできませんでした。

＊吉岡からのアドバイス

院長先生は、早い段階で、サポートスタッフに合わせたアポイント調整をぜひお願いしたいです。一時的に受け入れる患者さんが減り、医業収入が減ることになりますから、院長先生の覚悟が問われるところです。

●サポートスタッフに対する超ＮＧワード

さらに、幹部スタッフ＝ママスタッフのため、退勤後の状況がまったく見えておらず、改善点を具体的に考えることが難しい、ということも課題でした。

その結果、どうしていいかわからない未熟なサポートスタッフは、愚痴だけを書いた紙を院長に渡すという最悪な行動を取ってしまいました。

この愚痴を書いた紙の本心は**「私たちを見て、私たちも大切にしてほしい」**という声にならない叫びだったと私は思っています。

愚痴をこぼすたびに言われた言葉が**「いつか自分も恩恵を受ける日が来るから」**でした。

私はこの言葉が、当時大嫌いでした。まだ結婚するかもわからない、子どもができるかもわからない、社会に出たばかりの未熟な時期に、〝いつか〟という言葉に説得力はなく、ただただ虚無感だけが残りました。

今ならわかります。子育てしながら働くことがどんなに大変なことか。

ただ、言葉でどれほど説明されても、子どもがいない人には、子育ての大変さは想像できません。

それよりも、**理不尽だと思っていても頑張っているスタッフを見てあげて、大切にしてあげてほしい**のです。

●それでも頑張れた理由

そんな状況でも頑張れたのはなぜか。

理由は2つあります。

１つ目は、**「ママスタッフの働き方」**です。

ママスタッフは、毎日、私たちに申し訳なさそうに17時になると退勤します。そして、日中はそれを取り戻すような勢いで働きます。決して、制度に甘んじることなく、医院に貢献しようとする仕事ぶりです。その姿を見れば、愚痴や不平を言うよりも、私たちができることを頑張ろうという気持ちも出てきました。同期の受付スタッフと毎日遅くまで残って、未熟な私たちでもできることはないかと、一緒に考えました。

女性スタッフプロジェクトが成功するには、**ママスタッフががむしゃらに働く姿が絶対に必要です。**そうでなければ、サポートスタッフの心は簡単にポッキリ折れていたことでしょう。

頑張れた理由の２つ目、それは**「感謝の言葉」**です。

17時になると、引継ぎもままならない状態で、ママスタッフはバタバタと申し訳なさそうに帰っていきます。そして、翌日必ず**「あの患者さん大丈夫だった？」「引継ぎもできなくて迷惑かけたんじゃない？」「いつもありがとう」と声をかけてくれました。**

本当は大変だったのですが、カラ元気で「大丈夫です」と答えていたことを思い出します。

また、院長や当時のコンサルタントから「いつか自分も恩恵を受ける日が来るから」と異次元の話をされ、思考停止していましたが、一方で、**院長夫人は私たちに寄り添った態度**で接してくださって、折れそうになった心を何度か救い、もう少し頑張ってみようという気持ちを起こさせてくださいました。

＊吉岡からのアドバイス

今、切に願うことは、これから働き方改革を考えている先生には、サポートスタッフにも寄り添う気持ちをもってほしいということ。そして感謝の言葉を大切にすることを肝に銘じてほしいです。

●改善改善、また改善

激務に忙殺されるような日々をこなしていくなかで、サポートスタッフにも団結力が出てきました。それは、「なんとしても回してやる」という、意地にも似た気持ちだったと思います。新人スタッフの私も、粗いながらも実践型でできる業務が増え、それを評価してもらえることで自信につながっていきました。

そうやって頑張っている姿が認めてもらえ、次第にスタッフの人数にあった予約数に軌道修正していくようになりました。

治療時間の長い患者さんや、少し難しい治療内容の患者さんの場合は、患者さんにお願いしてスタッフが潤っている時間帯に来院していただくようになり、最終診療後の片付けや紛失物を探す作業も、次の日早く出勤してくるママスタッフが分担してくれるようになりました。

女性スタッフプロジェクトだけでなく、さまざまなマニュアルなどにもいえることですが、**制度はつくって終わりではなく、ときどき振り返り、状況にあった改善を繰り返すこと**が、長く安定して経営していくうえで最も大切です。とくに新しい制度を導入する場合は、常に改善し、その改善に費やす時間もキープしておくことをお勧めします。

現場の人間は問題点を洗い出し、上の人間は柔軟に制度や仕組みを運用していく。

この両輪が大切なのです。そうでないと惰性での勤務になり、組織が崩壊しないとも限りません。

●「慣れ」は魔物

4月にスタートした女性スタッフプロジェクトは、試行錯誤を繰り返し、徐々に軌道に乗っていきました。少ない人数での業務にも慣れ、予約も調整するようになり、予約数は減ったように感じたものの、不思議と業績は右肩上がりでした。

スタッフが一致団結すること。これは何よりも医院を前に進める力になります。

夏休みがくるころには、新人だった私にもできる業務が増え、毎日忙しい日々を送っていました。

そこからしばらく時は過ぎ、舞鶴に雪が降り始めたころ、また大きな波がやってきました。

それはよくない「慣れ」の発生でした。

プロジェクトが始まった当初のママスタッフは、こちら側（サポートスタッフ）が恐縮するほど感謝を口にしてくれていました。退勤する際は「本当にありがとう！　助かります！　あとはよろしく！」と丁寧に挨拶してくれました。次の日の朝、出勤すると「昨日の最後の患者さん大丈夫だった？」「昨日は遅かった？」などと気にかけてくれました。

声かけだけでなく勤務態度も見違えるようでした。以前もよく働いてくれてはいましたが、プロジェクト開始後は、さらに献身的に業務にあたる姿が印象的でした。「早く帰る分、いる間にできることをやる」ということを、全身で語っているようでした。この気遣いがとても嬉しく、サポートする力になったものでした。

しかし、人間は「慣れる」生き物です。

サポートスタッフだけで業務を回せるようになり、幹部スタッフが行っていたクレーム処理や少し難しい対応もできるようになっていったころ、**ママスタッフからの声がけが次第に減り、勤務態度が変化するスタッフも現れてきたのです。**

明らかに**ママスタッフが状況に「慣れた」**のです。そして、その姿が、サポートスタッフの不満となり蓄積されていきました。

今思えば、とても子どもっぽい考えでした。ママスタッフがどんな態度であろうと、仕事である以上、患者さんに迷惑をかけていなければ、ひねくれる必要などないのです。しかし人間は感情の生き物でもあり、理性ではわかっていても、処理できないもやもやした気持ちが残ってしまったのです。

この不満には決定的な解決策があったわけではなく、時間とともに解消されていきました。

しかし、このとき感じた気持ちを、私は今も大切に胸に秘めています。そして、私がママスタッフとなってからも「初心忘るべからず」と言い聞かせ、サポートしてくれるスタッフへの声がけやフォローは１番に重点を置いて大切にしています。

柔軟な人事こそ組織を育てる

●入社2年目の最年少幹部誕生

平成25（2014）年、入社2年目のある日、私は、またまた院長室に呼ばれ、言われました。

「竹村さん、幹部やってみないか?」

院長は、おそらく頭のなかではいろいろなことを考えているのだとは信じていますが、その口から出てくる言葉は、いつも唐突です。

このときもそう。聞いたときの私の頭のなかは、またしても〝?〟だらけでした。

森歯科クリニックには勤務年数10年を超えるスタッフがたくさんいました。30名ほどいるスタッフのなかで私は最年少なのです。幹部はすでに3人いましたが、私から見たら雲の上の大ベテラン。スタッフのなかには母より年上の人もいます。院長は、入社2年目の若造スタッフに、そのスタッフたちをまとめる側にまわれ、というのです。

戸惑いがなかったわけがありません。しかし、もうすでにほかの幹部も承諾しているとのことで、とても断れそうな雰囲気ではありません。院長が言うには、**「サポートスタッフとしての働きを認めたうえでの決断だ」**とのことでした。

私は、まるでバンジージャンプをする思いで了解の返事をしていました。

ベテラン幹部に混じっての超若造幹部の誕生です。急に幹部になったものだから、他のスタッフとの距離感がわかりません。そんなつもりではないであろうスタッフの言動も、心無いもののように受け取ってしまい、マイナスな気持ちになる日もありました。

幹部としての自覚や自信ももてないまま、幹部人生がスタートしました。

●騙された！

その後、なぜ私が幹部になったのか、本当の理由を知ることになります。

3人いる幹部が、次々とご懐妊となったのです。1人、2人と産休に入り、ついに私はひとり幹部となりました。そして、全員年上のスタッフを、一番年下の私がまとめるという、前代未聞の事態となったのです。

そのときになってはじめて、「騙された！」と思いました。

きっと、彼らの間では、こんな会話があったんだろうなあと、想像しました。

幹部：「院長、私たちそろそろ次の子が欲しいと思っています」
院長：「そうやね。でも皆、産休に入ったら、幹部はどうする？」
幹部：「結婚の予定のない若いスタッフ1人いれときましょうか」
院長：「そうしたら、竹村さんくらいが、ちょうどええんちゃいますか？」

あくまで私の想像です、念のため。

とにもかくにも、こうして、1人の最年少幹部ができあがったのです。

●院長の気持ちが初めて理解できた！

幹部となって、それまで何を考えているかわからない宇宙人のような存在だった院長のことが、少しだけ理解できるようになりました。

意外と小心者なのです。自分の医院のスタッフに話しかけるのも緊張するほどで、医院全体の勉強会の前は、何度も練習している姿を見ました。

唐突にみえる言動の下には、コミュニケーションが苦手であるがゆえの不安があるということも理解できました。淡々と進んでいるようにみえる院長も、もがきながら、不安に苛まれながら医院のため、スタッフのため、医院経営をしていることもわかりました。

それがわかるからこそ、ベテラン幹部たちは、院長の代弁者になり、サポートして、今の森歯科クリニックができあがったということも理解できるようになりました。

つまり、**院長も私たちスタッフと同じように、苦しいときは苦しいし、悩むときは悩む**のです。

そして、「私のような経験の少ない幹部スタッフがいるからこそ、院長とスタッフの心の距離を縮めることができるのではないか」と、そのとき感じたことが、今の私の活動につながっています。

●勉強会への参加で視野を広げる

幹部スタッフになってわかったことがあります。それは、〝院長はほとんど週末ごとに勉強会に参加している〟ということです。そして、幹部スタッフになった私にも声をかけてくれました。

「今度こういう勉強会があるけど、行く?」という感じです。


参加してみると勉強会は刺激を受けることが多く、楽しいと感じるようになっていきました。院長夫人も歯科衛生士なので、歯科衛生士が参加できる勉強会には、〝院長夫婦と私〟という少し変わった組み合わせで行くことが増えました。

勉強会が終わったあと、おいしい食事を食べながら医院の将来について語るというのも、私にとって大切な時間になっていきました。


あるとき、院長から「勉強会でしゃべってみるか?」と、これまた唐突な発言がありました。

当時、森歯科クリニックは女性スタッフプロジェクトが注目され、いろいろなところから講演依頼がきていました。〝院長とスタッフ〟という組み合わせで依頼されることが多かったのですが、実際に女性スタッフプロジェクトを活用しているスタッフは、多くが子育て中です。なかなか遠方へ行って講演するということが難しく、そこで私に白羽の矢が立ったわけです。

高名な先生方やスタッフのみなさんの前でお話するのは、最初はとても緊張しました。しかし、緊張感のあとに達成感も味わえました。

講演の数が増えてくると、緊張感よりも達成感のほうが増してきたような感覚があり、今のフリーランス衛生士という仕事に大きく影響を与えています。

●時間が改革を後押し

必ず人の心にはアップダウンがあります。

女性スタッフプロジェクトがスタートしたときのような不満が気になる日もあれば、前向きに取り組める日もあります。しかし、次第にその波はかなり平坦になっていきました。

その理由は〝時間〟でした。

どういうことかというと、女性スタッフプロジェクトがスタートしたときの**サポートスタッフ初期メンバーも次々に結婚し、母親になっていきました。そして産休・育休に入り、復帰すると子育てスタッフになり、今度は支えてもらう番となるのです。**あれだけ何度も言われ大嫌いだった言葉、「いつか自分も恩恵を受ける日が来る」の意味を知ったのです。

ちなみに私は、サポートスタッフのまま結婚退職し、隣県に移り住んだものの、待機児童問題で地元にUターン。その後はフリーランスに転向し、忙しく全国を飛び回る毎日となりました。ただ、週に1日は古巣の森歯科クリニックに出勤し、歯科衛生士として患者さんを診ています。そして、息子を出産後は、保育園に迎えに行ける時間に退勤させていただき、子どもが急な熱が出ればお休みをいただいています。

そうです。気がつけば、私もサポートしていただく側となり、プロジェクトの恩恵を全身で受け、助かっているのです。つくづく、時の流れは尊いものだと実感しています。

●12年後に生じた新たな課題

私が森歯科クリニックに入社して12年。現在、クリニックはほとんどがママスタッフです。院長に「10年後も今いるスタッフと働いていていたい」と思わせたスタッフたちは、そのほとんどがまだ在籍し、幹部やチーフとしてクリニックをけん引してくれています。

ママスタッフに優しい制度が安定してから入社したスタッフは、ママスタッフとサポートスタッフということを当たり前のように感じ、私が感じたような壁のようなものも存在しません。

制度は始まってから数年が勝負、ということなのだと思います。

ほとんどがママスタッフとなった今、制度ができたときとは形を変えながら、そのときの状況に合わせながら運用されています。それこそが、森歯科クリニックにおける〝ママスタッフに優しい仕組み〟が成功した理由だと思うのです。そして、運用のすべてを、院長主導ではなく、スタッフ主導で行っていることも大きな要因といえます。

現在、森歯科クリニックでは、新たな問題が出てきています。

親の介護の問題です。とくに親が認知症になってしまうと、表現は適切ではありませんが、見張っていないと、犯罪に巻き込まれたり、体調不良につながる行動をとったりと、大変なことになりかねません。見張りや介護と仕事をどう両立させていくのかが、大きな課題となっています。

おそらく数年後には、介護問題に対する森歯科クリニックの取り組みをご紹介できると思います。

フリーランス歯科衛生士への道

●MDE（メディカル&デンタルエステ）協会スタッフになる

前述したように、非常に濃密だった私の森歯科クリニックでの人生も、結婚という節目で退職を迎えました。パートナーが大阪在住で、私もそちらに住むため通勤は難しく、結果、〝結婚退職の道〟を選んだのです。

退職の報告をした数日後、私は院長室に呼ばれました。

「大阪で事務所、やってくれへんか？」

院長の言葉はいつも唐突です。それを熟知した私でさえ、このときの言葉は唐突を越えて、正直、理解不能。「この人、完全に頭がおかしくなったの？」と心配になりました。

どういう意味なのか、確認したところ、

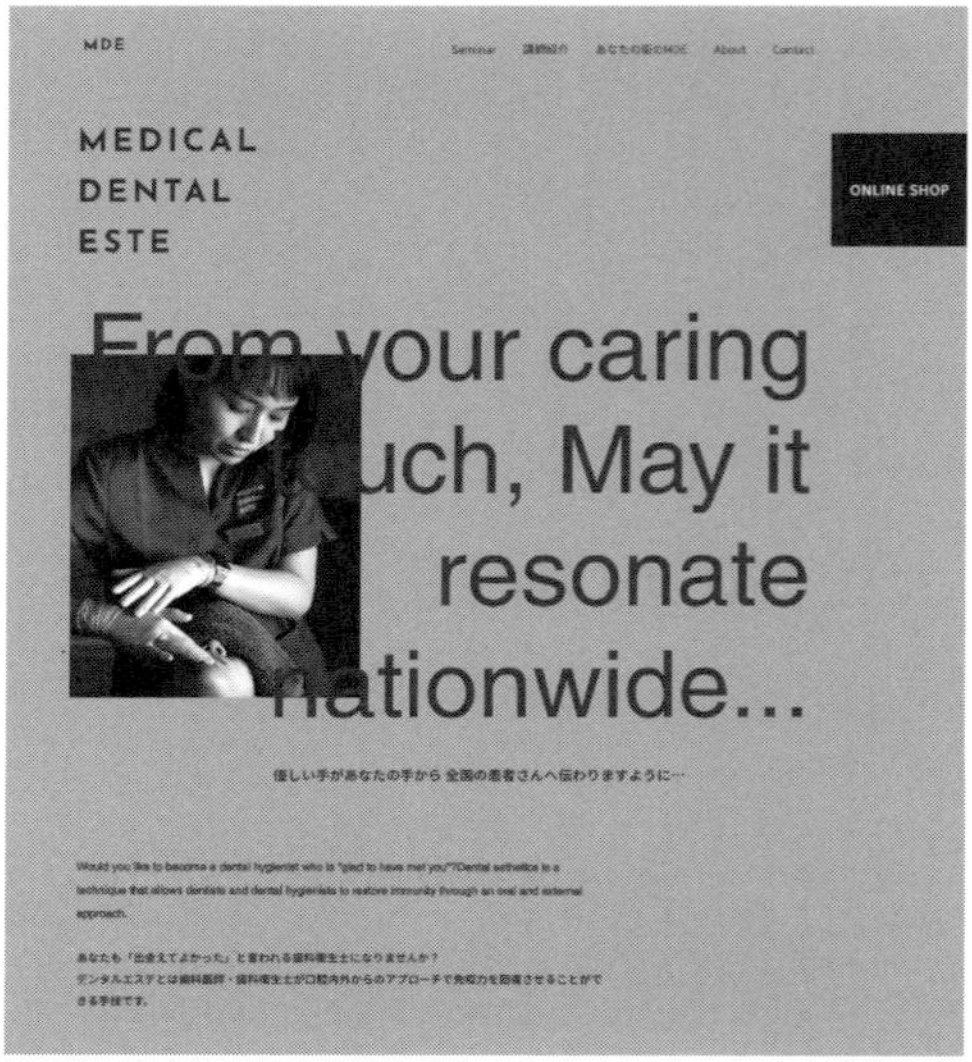

MDE協会

「妻がＭＤＥ（メディカル＆デンタルエステ）協会の会長をしていて、森歯科クリニックを会場として、〝デンタルエステティシャン養成コース〟（衛生士のためのスキルアップコース）を定期的に開催している。今度、その本部を大阪に置いて事務所を開く予定なので、その管理者になってほしい」

とのこと。

確かに私も興味があって、森歯科スタッフの傍ら、ＭＤＥ協会スタッフとしてもかかわっていたので、そういうことかと、やっと理解をしました。

家族に相談すると、もちろん猛反対でした。

「せっかく歯科衛生士になったのに、どうしてそんな将来性のわからない仕事に就くのだ」

家族の言うことも理解でき、悩みました。しかし、いろいろな勉強会に連れて行ってもらったり、人前で話す機会をいただいたりするなかで、医院内における歯科衛生士業務以外での働き方にも、私なりに少し興味をもっていたのです。

結果的には、院長の申し出を受け、大阪で事務所を開くことになりました。

それはそれで、大変なことの連続でしたが、本書の趣旨とはずれてきてしまうので、また機会がありましたらお話ししたいと思います。

●フリーランス歯科衛生士になる

その後、私は大阪の待機児童問題を回避するため、夫と一緒に郷里にUターンしてきました。そして、前述のとおり、森歯科クリニックには週1回、歯科衛生士として、さらには、幹部スタッフ経験者としてのコンサルティング的な立場として、業務に携わらせていただいています。

その他の時間は、フリーランスの歯科衛生士として活動しています。

新人スタッフ、そして幹部スタッフとしての経験から、院長とスタッフとの心の距離を縮めることも私に与えられた任務だと感じるようになり、そういった活動も増えてきました。

先日、院長夫人から「ＭＤＥ協会は吉岡さんに譲ろうと思う」と、これまた唐突な提案がありました。驚くほどの似たもの夫婦で、無茶ぶりがハンパないですが、せっかくのご厚意ですので、私のできる限り頑張ろうと思っています。

先はどうなるかわかりませんが、大好きな歯科業界がもっともっと働きやすい環境になるよう、今後も頑張っていくつもりです。

●よくある私の１日

ワーキングマザーの日常は、けっして楽なものではありません。

よくある私の１日の光景をご紹介しましょう。

ある日の夜。明日は、少し遠方のクライアント医院様への訪問コンサルティング日です。複雑な案件があり、とても大切な日になりそうです。蒸し暑い夜で、エアコンをオンにすると、いつもより少し早い時間にベッドに入りました。寝つきはいいほうで、いったん眠ると子どものぐずりがなければ朝まで寝るタイプです。

しかし、その日はなぜか浅い睡眠と深い睡眠の間をまどろんでいました。遠くで聞こえるエアコンの音がいつもより大きく聞こえます。なにかザワザワしたものを胸に感じます。カーテン越しに空がフラッシュしているのがわかります。遠くのほうで、ゴロゴロという音が聞こえ、それがだんだん近づいてきます。やがて空がピカッと光り、しばらくしてバリバリ！　と亀裂が入るような音がしたあと、地響きのような振動を背中に感じました。エアコンの音に重なっていたのは大雨の降る音だとわかるまで、それほど時間はかかりませんでした。

私のなかに大きな不安が２つ、込み上げてきました。

１つ目は「今日、クライアント医院様に行けるだろうか」というもの。先週も大雨が降り、幹線道路、地元のＪＲともにストップしました。その余韻が十分に解消される前の大雨。今日はどうしてもクライアント医院様に行かなければ……。

不安の２つ目は「子どもの保育圏が休園になるかもしれない」というもの。

午前７時の天気予報で〝警報〟が出ていると、園が自動的に休園になります。どちらかといえば、この2つ目の不安のほうが私を大きく襲いました。

幸い夫は自営業で、比較的仕事に自由度があります。また、近くに母も住んでいます。子育てしながら働くには恵まれた環境にあります。しかし、息子はご機嫌のときは天使ですが、現在イヤイヤ期のピークで、いとも簡単に悪魔に変身します。先日も母に、「数時間ならしょうがないけど、1日見るのは少しキツイ」と言われたところです。そして、母にも仕事があります。

夫は、私の活動を100％サポートしてくれ、私がいないときは子育て、家事を完璧にしてくれます。私が出張へ行くとわかっている日は、念のために、在宅でできる仕事をメインにしてくれています。しかし、夫も大きな仕事を抱えており、仕事が溜まっていることも知っています。イヤイヤ期の息子を見ながらの仕事に限界があることは、私が一番わかっています。

朝7時の天気予報で〝警報〟が継続して出され、休園が決定しました。

息子は私が出かけることを察知して、ストーカーのように私のあとを追ってきます。

私が仕事で使うバッグを手にした瞬間、私にしがみつき、決してその手を離しません。なんとか夫が息子の気をそらそうとしますが、セミのようにしがみついた手をほどくことはできません。それでも、私は仕事に行かなければなりません。

最終的に、私は息子の手を少し強目に振りほどき、主人が軟体動物になった息子の体を、同じようにクネクネしながらなんとか捕まえようとします。泣き叫ぶ息子の声を背中で聞きながら、私は玄関のドアを開けるのでした……。

こんなことが毎日のように繰り返されています。ワーキングマザーはみんな、こうした葛藤のなかで、もがきながら仕事と家事を行っているのです。

●他院でも進む働き方改革導入

現在、フリーランスで働く私の活動のひとつに、さまざまな歯科医院様への出張研修があります。どのような成果をあげているのか、女性スタッフプロジェクト導入に成功した滋賀県草津市の「いしい歯科クリニック」を例に挙げて、ご紹介するので参考にしてください。

きっかけは、同クリニックの石井真一郎院長が、森院長主催のセミナーに参加されたことでした。

セミナーで石井先生から受けた相談は、**「チェアーを増やすので、メインテナンス中心のクリニックに軌道修正していきたい」**ということでした。

セミナー終了後、さっそく先生は私の定期研修を申し込んでくださり、スタッフ教育が始まりました。最初に行ったのは、**メインテナンス患者さんに継続来院を促せられるようにスタッフを教育すること**です。いしい歯科クリニックでは、何度か研修を行い、スタッフが育ち、患者教育に力を入れるようになってきました。

しかし、その矢先、コロナ禍に突入してしまいました。

人類がいまだかつて経験したことのない未知のウイルスに影響を受けなかった人間は、おそらく誰ひとりいないでしょう。当然、歯科医院にも影響がありました。〝感染が怖い〟などの理由で患者さんの来院数は減少。どこの医院も苦しい2年を過ごしたことでしょう。

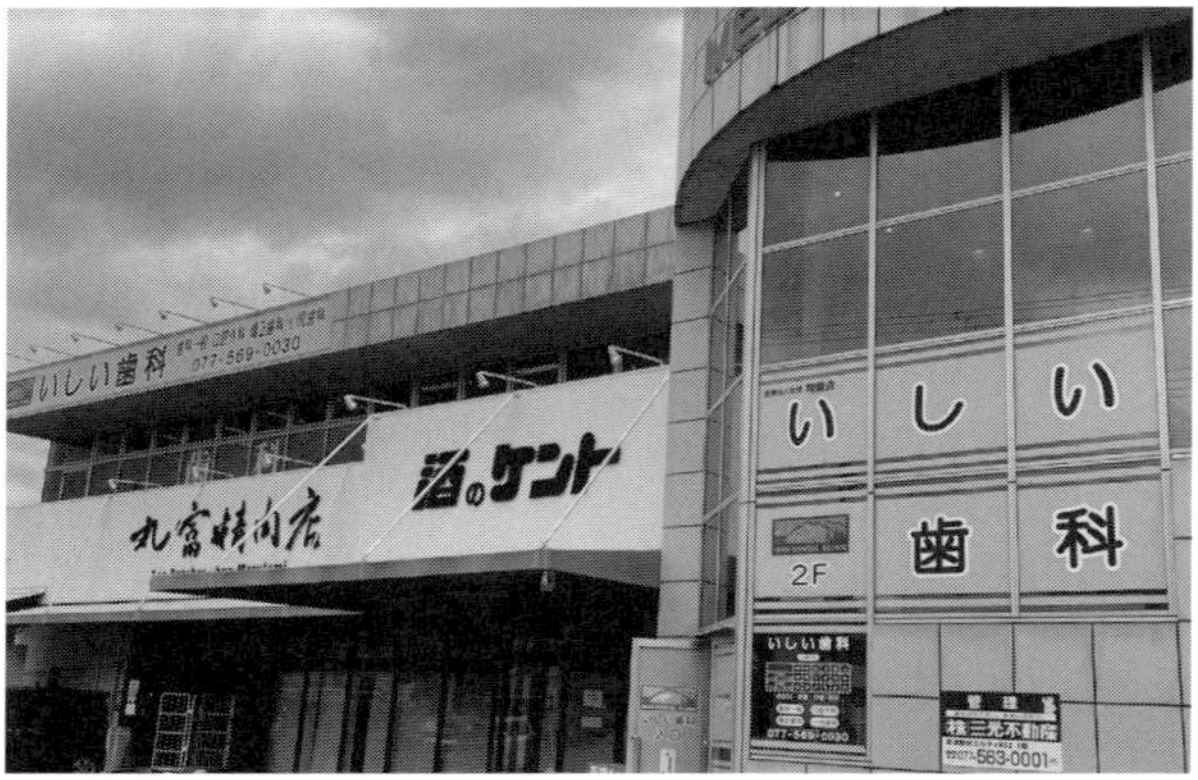

いしい歯科

しかし、いしい歯科クリニックは違いました。

もちろん治療の患者数は減少し、緊急事態宣言中はセーブも行いました。しかし、メインテナンスはコロナ禍でも右肩上がりに増え続け、3回目の緊急事態宣言が出たころには、コロナ禍前の1・5倍にまで増加しました。

石井先生は今もずっと「コロナ禍の苦しい時期を乗り越えられたのは歯科衛生士さんが頑張ってくれたから。本当に感謝している。あのとき、森先生と出会っていなかったら、吉岡さんに来てもらっていなかったらと想像すると、ゾッとする」と言ってくれています。

しかし、功労者は森先生でも私でもありません。**メインテナンス中心の歯科医院に軌道修正すると覚悟を決めた石井先生と、その思いを支えたスタッフがいたからこそ、できたことです。**

その後、石井先生は新たな覚悟をされました。

それは〝**女性スタッフプロジェクトを実行する**〟という覚悟です。

プロジェクト始動に伴い、診療の終了時間を18時から17時に変更することになりましたが、常々、先生はおっしゃっていました。

「いつか森先生のクリニックのように診療時間を短くしたいけど、僕にはまだできません」。

要は、やりたいけど自信がなかった、ということです。

そんな先生も、コロナ禍にもかかわらずメインテナンス患者さんが増え続けたという実績が、勇気と自信になり、次の覚悟の後押しとなったのです。

さらに、森歯科クリニックの〝最終診療時間17時、退勤17時40分〟に対し、いしい歯科クリニックでは、その上をいく〝退勤17時〟を導入するというのだから驚きました。

今後のいしい歯科クリニックの成長が楽しみです。

コラム：ママスタッフインタビュー

女性スタッフプロジェクトについて、スタッフからの生の声を、ということでここまで紹介してきましたが、実は、前述のように、私は女性プロジェクトができあがってから入社したので、どういう経緯でこの制度ができたのかをよく知りません。

そこで、事情に明るいママスタッフに、実際に体験したことを語ってもらいました。

インタビューに応じてくれたのはHさんです。Hさんは、平成15（２００３）年から森歯科クリニックに受付として勤務されています。平成18（２００６）年には、全国の強者院長やスタッフが集まる「歯科医院地域一番実践経営塾（経営戦略研究所）」という勉強会で、個人で金賞をいただいたスーパースタッフです。

現在までに3人のお子さんを授かり、子育てしながらバリバリ勤務されています。なんと３回の出産とも、前日まで受付に立っていたという、森歯科伝説の人です。女性プロジェクト作成にかかわった中心メンバーで森歯科の大幹部でもあります。

吉岡：女性スタッフプロジェクトができるまでの経緯を教えてください。

H：何かの勉強会の帰りだったと思います。私とTというスタッフが院長の車に同乗し、帰路に着いていたとき、院長が言ったんです。「君らみたいな優秀なスタッフがいるのは奇跡的やと思う。できたら、僕は君らとずっと一緒に働きたいと思っているんやけど、今の勤務体制やったら、子どもができたら、パート勤務になるか辞めるしかないやん。**なんとか仕組みを変えて、子育てしながらでも働ける環境をつくってくれへんか**」。それが始まりでした。

吉岡：院長にそう言わせるほど素晴らしいスタッフだったということですね。言われたときの心境はいかがでしたか？

H：そのときはまだ少人数で、しかも20代の若いスタッフばかりでしたから、院長から、「子育てしながら働ける環境をつくってほしい」と言われたものの、自分たちが結婚して出産してここに戻ってくる、ということに現実味がありません。そう思いながら、院長の言葉を受け取ったことを思い出します。

吉岡：誰も〝子育て〟をしていないうちからそういう話になったのは、すごいですね。では、具体的に女性スタッフプロジェクトをどのようにつくったのか、教えてください。

H：最初に、**「結婚して、妊娠出産しても、森歯科クリニックで勤務したいか」というアンケートを行いました。**そのときはまだ曖昧な気持ちではあったと思うのですが、全スタッフが「勤務し続けたい、働き続けたい」と回答してくれました。

そのあと、本格的に育児について調べ、スタッフ自身が望むことや事業主である院長ができること、取り組むべきことを調べました。そこから女性スタッフプロジェクトがスタートしました。スタート時と比べ、内容は年々、変わっていますが、実はこの**〝流動的な運用〟がとても大事**なのです。そのときの状況に応じて、助けが必要なスタッフに必要な手が差し伸べられるように、環境づくりをしていきました。この流動的な運用になったのも、**院長が「スタッフそれぞれの内容に合わせて勤務の状態をつくりたい」と言ってくれたこと**がきっかけでした。

さらに、**運用を私たちスタッフに全面的に任せてくれたことが成功できた一因**だと思います。

吉岡：今も昔も、院長の〝任せきる力〟はハンパないですね（笑）。結婚して、独身時代と比較して、生活はどう変わりましたか？

H：結婚して出産するまでの間は、自分の時間が十分にありました。仕事ももちろんですが、プライベートでも充実した時間をもつことができました。しかし、産後は時間配分が変わり、すべての時間が子ども中心に流れるようになり、思うようにいかないことが増えていきました。それ自体は、不満やストレスに直結することはなく、むしろ職場で仕事をしている自分自身のほうが充実していると感じることもありました。ただ、やはり**子どもの急な体調不良や、子どもの成長に伴って行われる行事ごとなど、仕事を休まなければならないときがあり、そのことをストレスに感じる**ことがありました。とくに子どもの体調不良は突発的なので、**クリニックが忙しく、スタッフが少ないときでも、どうしても休まざるを得なくなり、申し訳なさを感じました。**これは、子どもを持つスタッフが皆、感じていることだと思います。

吉岡： わかります。私もママになり、家族に協力してもらいながら働いていますが、どうしても調整できないときは休みます。そのときは、やり場のない思いになります。それでは、女性スタッフプロジェクトがあってよかったと思う瞬間を教えてください。

Ｈ： 今、森歯科クリニックには、労働基準法によって定められた制度のほかに、医院独自の仕組みがあります。たとえば、**就学前の子どもをもつスタッフは、退勤時間を少し早めたり、休憩時間を調整したりすることで、早い時間に退勤することが可能**になっています。帰宅後は座る間もないくらい時間との闘いになるので、夕方の時間に少しでも早く帰れるのは大変助かります。

また、今は廃止になりましたが、以前は「妊娠中の体調不良および健診時は出勤扱い」という制度もありました。そのとき、ちょうど妊娠中で体調不良のスタッフがおり、出勤もままならない状態がありました。現在もそのスタッフは常勤として勤務していますが、当時の女性スタッフプロジェクトにはとても助けられたと思います。

また、フルタイムで働きたいのに、育児をするためにパート勤務を選ばざるを得ない場合でも、ここでは、**短時間ですがキャリアをいかした状態で正社員として復帰**できます。そういう場所があるということは本当にありがたいことです。

吉岡：では、女性スタッフプロジェクトの始動後、何か問題は出てきましたか。

H：子もちスタッフが増えるに応じて、退勤時間が早くなるスタッフが増えました。医院にとって夕方が一番忙しい時間なのに、その時間帯に子もちスタッフ、比較的ベテランのスタッフがゾロゾロ退勤してしまうのです。残ってくれるスタッフや勤務歴が浅いスタッフには、とても大きな負担をかけてしまったと思います。夕方の急患の受け入れも最終的な片付けもすべて引き受け、毎日行ってくれるスタッフたちは、頭のなかでは理解していても、やはり疲労が重なり、何らかの不満につながっていくだろうことは想像できました。

試行錯誤しながら、残ってくれるスタッフに合わせたアポイントにしたり、診療時間を繰り上げたりということも実施してきました。ただ、夕方の時間に急なスタッフ不足になることも、もちろんありました。そういったとき、**ママスタッフが早く退勤できることが当たり前でなく、その状況に応じた柔軟な対応をすることは大事です。ママスタッフが率先して力になれるように動くことが、女性スタッフプロジェクト自体がうまく稼働するポイント**だとも思います。

吉岡：確かに、時短の予定だったママスタッフが家族の協力を得て、遅くまで勤務してくれて、夕方の時間を乗り切ったという記憶が、私にもあります。**ママスタッフの権利は当たり前ではなく、臨機応変に動いてくれると、女性スタッフプロジェクトはうまく稼働**するのでしょうね。

それでは最後に、森歯科クリニックをモデルとして女性スタッフプロジェクトを行いたい医院様も増えてきましたが、全国の院長先生やスタッフの方に伝えたいことがあればお願いします。

H：以前は結婚退職という言葉をよく耳にしましたが、今は子どもがいながら勤務することが一般的になってきています。育児を理由に退職を選ぶ人ももちろんいらっしゃいますが、それを理由とせずに働きたいと思っているスタッフも、増えています。そういうスタッフは、仕事に対してとても前向きです。そういったスタッフがいきいきと働ける環境整備や医院の雰囲気づくりができることで、スタッフがスキルアップしながら理想の環境に近づくことができると思います。

ただ、ここで大切なのは、**〝スタッフに都合のいい環境づくり〟をするのではなく、〝それぞれのスタッフが輝く場所をつくる〟という認識**だと思います。また、**スタッフ自身もそのような環境に甘えてしまうことなく、院長先生がそんな職場にしたいと思ってくださるような人財になれるように努めること**がとても大切だと思っています。

吉岡：今から、女性スタッフプロジェクトに取り組もうという医院様にとって、とても有益な情報でした。Hさんありがとうございました。

●女性スタッフプロジェクトを運用する際の大事なポイント

- 勤め続けたい職場であるか、アンケートを行う
- 仕組みの立案はスタッフ中心で行う
- ママスタッフは制度に甘えるのではなく、その状況に応じた柔軟な態勢・対応が必要
- 制度ができたら終わりではなく、つねに流動的に運用する

第５章

STEP 4

メインテナンス中心医院システムの構築

スタッフ主導でメインテナンス増患１０００人／月プロジェクト

●院長、頭おかしくなった？　事件

ここからは、スタッフ自立型歯科医院を成功させる肝である「メインテナンス中心医院」のシステムをどう構築したのか、紹介していきます。

女性スタッフプロジェクトが始動し、柔軟な人事も行い、森歯科クリニックは働き方改革を進め、スタッフ自立型歯科医院として順調に歩き始めました。そんな矢先、再び、クリニックを大きな嵐が襲います。

それは平成28（２０１６）年４月の幹部会議のときでした。

院長と、その当時の幹部３人がミーティングルームに集合すると、院長が何の前触れもなく、こう話し出しました。

「4月に保険改定があって、重症化予防のためにSPTⅡという診療報酬ができました。当院も、かかりつけ歯科医という施設基準を取得しますので、みなさん頑張ってください」

「1年以内に〝メインテナンス患者月1000人〟が達成できたら、1日休診にしてレクリエーションにします。以上」言いたいことだけ言うと、院長はさっそうと部屋を出ていきました。

＊SPT＝歯周病安定期治療

残された幹部の頭のなかはもちろん〝?・?・?〟。しばらくの間、沈黙が続きました。

院長の話はいつも唐突です。しかし、今回は唐突というレベルではなく、受け取った私たちからすると「本気で言ってる?」「頭おかしくなった?」というレベルの話です。

その当時、メインテナンスの人数は月600人程度。それでも歯科衛生士は目が回るくらい忙しい毎日で、私がトイレに行くのを我慢しすぎて炎症を起こし、隣の内科に駆け込んだのが、つい先日のこと。そんな状況のなか、ほぼ倍の1000人なんて、絶対にあり得ない!

しばらくの沈黙後、1人の幹部がようやく「どうする?」と声を発しました。

院長の殴り書き計算（再現）

480分÷45分＝10.7人
　→45分メンテで1日10人診られる
10人×7台＝70人
　→チェアー7台にしたら、1日70人診られる
70人×22日＝1540人
　→22日実日数だとすると、月に1540人がキャパ
1540人×0.8＝1237人
　→チェアー稼働率を80%とすると、月に1237人可能
1237人×0.8＝989人
　→余裕

その「どうする？」には、下のスタッフにどう伝えるか、という意味が含まれています。

私たち幹部は、それなりに仕事観が高いと自負しています。仕事観が高いからこそ幹部になっているのだと。その幹部にしてみても、今回の院長の提案は簡単に受け入れられるものではなく、現実味のないものでした。そんな提案をそのまま伝えたら、他のスタッフがパニックになってしまう。誰もがそう思いました。

●医院のキャパを知る方程式

ふと見ると、院長が資料を残していました。今回の保険改定の概要が説明された、歯科医師会の保険説明会の資料です。そして何やら殴り書きされた意味不明の計算式が見えました。（上図参照）

判読するに、どうやらこれは、〝現在、Dr.アシストや受付サポートに入っている歯科衛生士を、すべてメインテナンスに集中させれば1000人診るキャパがある〟という計算式のようでした。「う〜ん」と唸るしかない幹部。3人で話し合い、とりあえず、「メインテナンス最高記録を目指そう」という文言でスタッフに伝えることで同意しました。

森歯科クリニックには〝ギネス〟という制度があります。新患数や患者総数に最高記録が出ると、院長がお昼ご飯にちょっと贅沢なお弁当をプレゼントしてくれるという制度です。それで、**「メインテナンス最高記録を出して、特上とんかつ弁当を食べよう」**とスタッフたちに伝え、盛り上げました。

●意識するだけで数値が上がる

「最高記録を出して、特上とんかつ弁当を食べよう」作戦は、意外に効果がありました。スタッフが数値を意識するようになったのです。

意識するだけで変わったことは次のようなことでした。

- **治療患者のカルテをチェックして、衛生士とチェアーが空いていればメインテナンスを勧める**
- **Dr.に治療終了時「これからは、重症化予防のためＤＨ（歯科衛生士）のメインテナンスを受けてください」と言ってもらう**
- **キャンセル患者に積極的に電話して、空き時間に来てもらうようにお願いする**

小さな変化ですが、効果はすぐに数値に表れました。

２か月後にはギネスが出て、見事、特上とんかつ弁当をゲット。そして歯科衛生士だけで集まり、飲み会をしました。このとき、飲み会代を院長に請求しようかとも思いましたが、「いやいや。院長にはメインテナンス１０００人達成したら思い切りおねだりをしよう」ということになり、割勘での宴としました。ちなみに、その宴に出た牡蠣にあたってしまい、次の日、衛生士の体調不良で大変なことになったという後日談は、今では笑い話です。

●患者さんに好評だった〝待ち時間0《ゼロ》診療〟

メンテナンス受診数年計次推移　森歯科クリニック

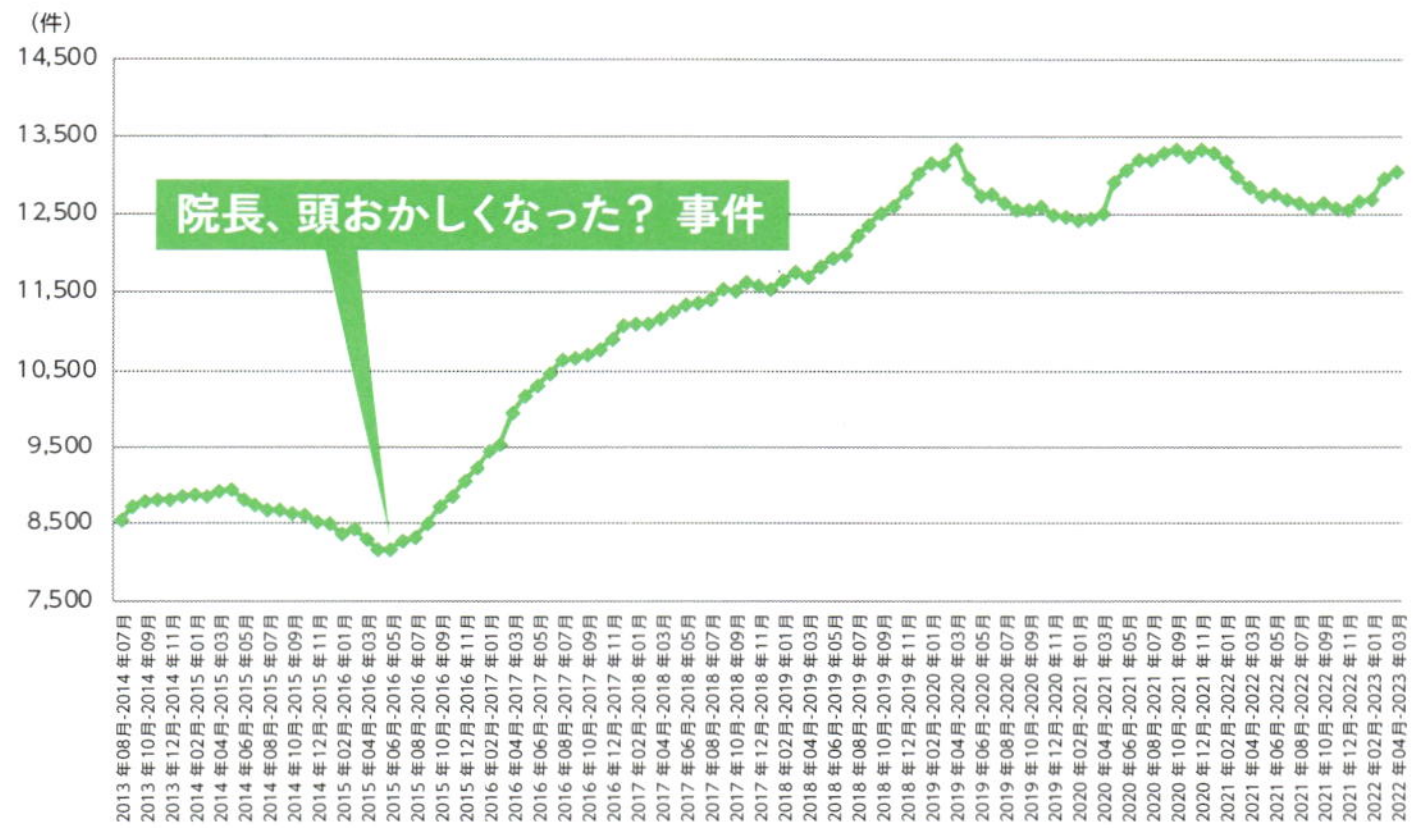

メインテナンス増患をしていくとき、患者さんから**「ここは時間を守ってくれるから予定が立てやすい」**という声をたくさんいただきました。

森歯科クリニックでは、大人のメインテナンス時間は45分としています。ですから、10時にメインテナンス予約を入れた患者さんは、10時45分には待合室に戻ります。会計や次のお約束に手間取ったとしても、11時には間違いなく医院玄関を出ることができます。したがって、10時にメインテナンスを予約した場合は、11時からお友達とのランチや美容院の予約など、計画を立てることができます。

メインテナンス患者さんは、基本的に健康を維持するために通われます。健康な人は時間を大切にすることの優先順位が上がります。その結果「他の医院だと10時に行っても何時に呼ばれるか、何時までかかるか、わからない。その点、森歯科さんは時間を守ってくれるので、来るようになった」という言葉になるのです。

院長が言うには、**「当院では開業当初から〝待ち時間0《ゼロ》診療〟を意識してきた。**その結果、ほかの町からやってきた〝よそ者〟院長が開業したにもかかわらず、一気に人気医院となれたのだろう」とのことです。

メインテナンス増患の際にも、この〝待ち時間0診療〟はとても有効です。逆に、待ち時間が出てしまう医院は、他に何か優位性がないと、なかなか増患は難しいのではないかと感じます。

●院長（30分）vs 歯科衛生士（60分）問題

メインテナンス患者さんが増えてくると、歯科衛生士からこんな声が挙がってきました。

「ずっと45分のアポイント時間で連続して患者さんを診ていると、時間がいっぱいいっぱいになってしまい、次の患者さんのカルテを見ることも、しなければならない検査もおろそかになってしまうので、60分にしてくれませんか」という声です。

院長に相談すると、「いやいや60分にして、仮にキャンセルになったら大赤字や。内容を薄くしてでも30分にしてほしいくらいや」との返答。これをそのまま伝えると暴動が起きそうです（笑）。

どこの医院でも勃発するだろう「30分vs 60分問題」。さて、あなたならどうしますか？

森歯科クリニックには、どちらも正しい、もしくはどちらにも正当な言い分がある場合、「第３の道を探す」というルールがあります。このときも、頑張って第３の道を探しました。時間はなんとか45分をキープして、衛生士の負担を軽減する方法として、２つの解決方法が出てきました。

- **アポとは別に歯科衛生士のカルテチェック時間を設ける。アポ帳に30分枠でカルテ時間と入れる。**
- **DHA（歯科衛生士専属アシスタント）をつける。**

第３の道を探すなかで出てきた「DHA」という職種。これが、その後の森歯科クリニックのメインテナンス増患の立役者となります。

DHAの役割は多岐にわたります。具体的な業務は次のとおり。

- **患者導入　お見送り**
- **口腔内写真撮影、保存サポート**
- **位相差顕微鏡の画像保存サポート**
- **カルテ入力サポート**
- **各種検査記入**
- **メインテナンス後アンケート実施、分析、対策**
- **口コミ対策**
- **サブカルテ充実**
- **数値管理**

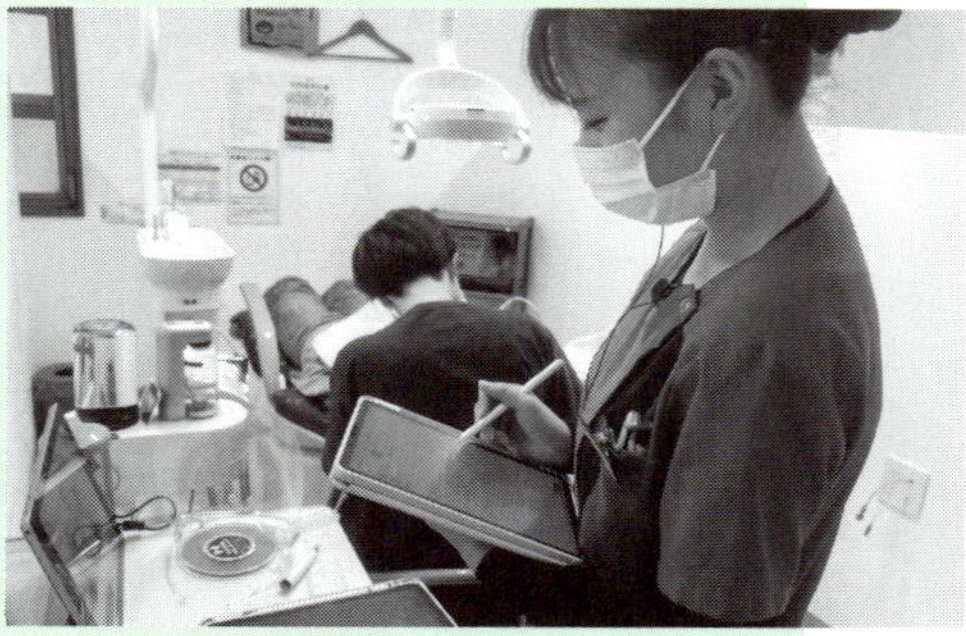
メインテナンス数維持に欠かせないDHA

令和6（2024）年11月の時点で、森歯科クリニックのメインテナンスチェアーは9台。その各々のチェアーにDHAがいるのではなく、1人のDHAが9台全部を管理しています。たった1人ですが、この1人なしでは森歯科クリニックのメインテナンス数を維持できません。それほどに、なくてはならない存在です。

●「気持ちいい。しゃべりたい」を大切に

森歯科クリニックでは、**保険メインテナンスの最後の５分程度を使ってガムマッサージ**をします。唾液促進を狙っての手技なのですが、これがものすごく気持ちがいいのです。歯医者が〝怖いところ〟から〝気持ちいいところ〟〝行きたくないところ〟から〝行きたいところ〟へ変わるために、大きく貢献してくれる手技になります。

患者さんは歯周病の重症化予防のために通院しているのですが、気持ちよく歯医者に通っていたら、いつの間にか健康を維持できていた、という世界が広がります。

それに加え、担当衛生士とのおしゃべりを楽しみに来られる患者さんもたくさんいらっしゃいます。とくに高齢化が進んでいる森歯科クリニックでは、この**「しゃべりたい」という欲求をうま**

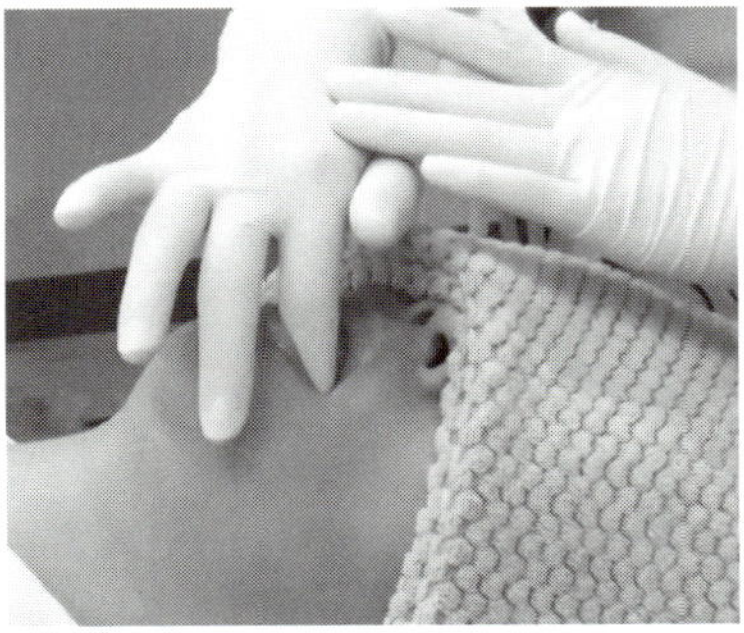
ガムマッサージ

く利用して継続メインテナンスにつなげるということも積極的に行っています。

ただ、「しゃべりたい」と「処置の時間が取れない」はいつも対立する論点となり、いまだに解決方法はありません。いつも接遇の先生に相談し、しゃべりながら気持ちよくメインテナンスに入れるよう、接遇を強化しているところです。

●数値管理の大切さ

数値を管理することは、歯科医院経営に欠かせない作業です。

私は、サポートする医院様でも、よく「メインテナンス数は月どれくらいですか」と問うことにしています。これをカウントしていない医院様も多くいます。しかし、それでは増患したかどうかは肌感覚でしかわかりません。カウントすることは、実態を把握するためにもとても大事なことです。

また、医院によって、どの処置がメインテナンスなのかはまちまちですし、見解はいろいろありますが、医院内で統一しておけば問題はありません。

ちなみにですが、森歯科クリニックではSPTに入った時点がメインテナンスで、P治療の流れのときはカウントしません。そして、1度メインテナンス名簿に名前が載ると、前回の来院から数か

	本年度該当月	前年度同月	一昨年度同月	目標数値
合計レセ件数				
合計レセ点数				
メンテレセ件数				
メンテレセ点数				
キュアレセ件数				
キュアレセ点数				
新規患者数(再初診含まない)				
延べ患者数				
メンテ受信者実績(P治療は含まない)				
メンテ名簿増加数				
メンテキャンセル率				
メンテキャンセル数				
メンテ連絡ありキャンセル数				
メンテ無断キャンセル数				
キュアキャンセル率				
2回目メンテアポ率				
2回目メンテ来院率				
全体メンテ予約率				

集計データの見本。　※メンテ＝メインテナンス

月、数年あいて来院され、それが検査ＳＣであっても、メインテナンスとしてカウントする、というルールにしています。

数値管理は、私が入社するずっと前から存在していて、いったい何のためにカウントしているのだろうと思ったこともあります。しかし、メインテナンス増患に取り組むようになり、この数値の重要度がわかってきました。

数値管理をすると、どこで患者が消えていくのか一目瞭然です。消えていくところが対策ポイントなので、いわゆる失客防止をどこでどうやったらいいのかが見えてきます。

このように、メインテナンス増患を目指すにあたっては、まず数値とにらめっこし、失客の危険を１つずつ消していくことが大事です。

メインテナンス患者教育システムで目指せ、増患！

●入り口は初診コンサル

〝メインテナンス増患〟は大きなミッションです。私たちが進めるにあたって行った大きなもののひとつが、**患者さんにメインテナンスの重要性を理解いただき、前向きになってもらうこと。**

これをいわゆる「**患者教育**」と呼びます。

森歯科クリニックの患者教育について、流れを簡単に説明します。

初診で来られた患者さんには、最初にスライドを使って医院の説明をします。このときが患者教育の第1歩です。

患者さんの主訴は「痛い」「取れた」がほとんどですから、あまり真剣には耳を傾けてはくれませんが、それでも大丈夫です。〝なんとなくそんな話を聞いた〟くらいが頭に残っていてくれればいいのです。この先、何度もコンサルしますので、柔軟体操程度にお話しします。

このとき話すのは、**医院の強み**です。

森歯科の場合は以下を必ず伝えます。

- **滅菌システム**
- **なんでも相談してください**
- **治療の流れ**
- **メインテナンスの大切さ**
- **最新予防システムの導入**
- **予約診療**
- **レントゲン撮影**

これらを7枚のスライドを使って説明します。ポイントは〝**伝えすぎないこと**〟です。

一度にいっぱい言われても患者さんは覚えていません。**スライド7枚程度が限界**だと思います。大切なことは、その後、何度も何度も繰り返しお伝えすることです。

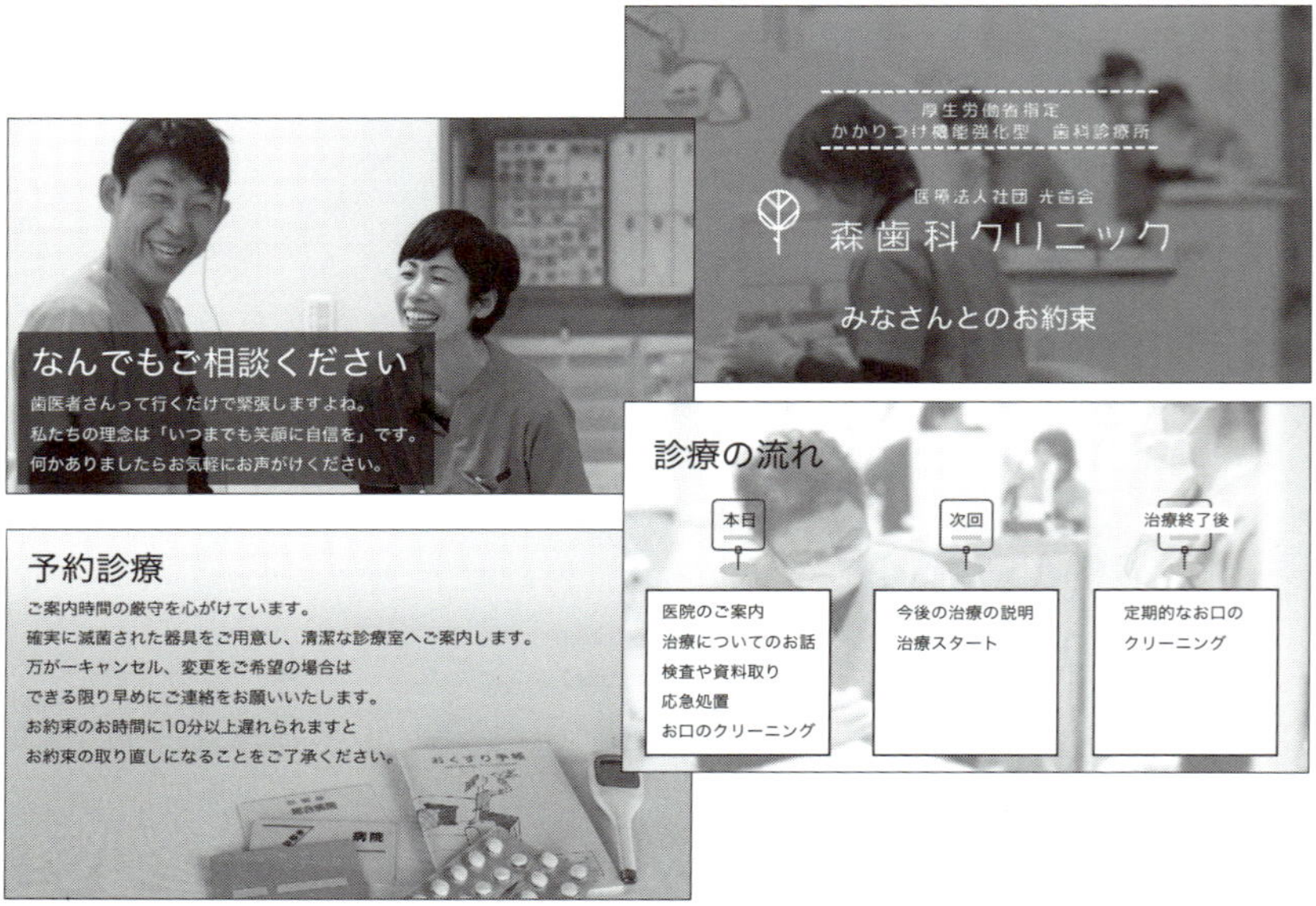
厚生労働省指定
かかりつけ機能強化型　歯科診療所
医療法人社団 光歯会
森歯科クリニック
みなさんとのお約束
なんでもご相談ください
歯医者さんって行くだけで緊張しますよね。
私たちの理念は「いつまでも笑顔に自信を」です。
何かありましたらお気軽にお声がけください。
診療の流れ
本日
次回
治療終了後
医院のご案内
治療についてのお話
検査や資料取り
応急処置
お口のクリーニング
今後の治療の説明
治療スタート
定期的なお口の
クリーニング
予約診療
ご案内時間の厳守を心がけています。
確実に滅菌された器具をご用意し、清潔な診療室へご案内します。
万が一キャンセル、変更をご希望の場合は
できる限り早めにご連絡をお願いいたします。
お約束のお時間に10分以上遅れられますと
お約束の取り直しになることをご了承ください。
実際に患者さんにお見せするスライドの一部

●セカンドコンサルは躊躇せず

初診でレントゲン、口腔内写真の資料撮りをしたら、担当Dr.の指示で**セカンドコンサル**を行います。療計画や自費コンサルを行うことが一般的ですが、何もコンサルすることがなくてもメインテナンスの重要性はお話します。

ここで躊躇していてはいけません。**枕詞に「とても大切な事なので、何度もお伝えします」をつけて説明します。**初診コンサル時に緊張で聞く耳を持てなかった人でも、セカンドコンサルで耳を傾けてくださる人が大勢います。

過去の経験で、メインテナンスに「痛い」というイメージをおもちの人もいるので、「最新のパウダーを使ったメインテナンスをするので、以前のように痛くない」ということもしっかりお伝えして、理解を得るようにします。

●治療終了日にDr.からアピール

Dr.治療終了の日がきます。患者さんの心理は、「やっと治療が終わった。これでもう来なくていい」です。このとき、多くの医院様では「あとは歯の掃除で来てください」と流しがちですが、とてももったいないです。

森歯科の膨大な数値データでも、〝Dr.治療終了→メインテナンス中断〟がとても多かったです。

そこで、治療終了時にDr.からこう伝えてもらいます。

「今日で虫歯の治療は終了です。これからは、歯科衛生士による歯周病の治療にお越しください」

「重症化を予防するために歯科衛生士による歯のクリーニングをお受けください」

そのあと、アシスタントもしくは衛生士がメインテナンス継続と残存歯数のグラフを提示して説明します。

今日までは、悪くなったところを治す段階。
これからは、悪くならないように健康を守る段階。

この構図を明確化します。**森歯科でもDr.に協力していただいてから、この段階での離脱率が減りました。**

●歯周病治療終了段階でもしっかり説明

森歯科クリニックでは、GBT（Guided Biofilm Therapy）の考えのもと、**歯肉出血を止めることを歯周病治療の目的としています。**Dr.治療終了日よりも前の場合もあります。出血を止めるために短期間に頻回の来院が必要な方もいらっしゃいます。ポケットが安定し、出血が止まった段階でSPT

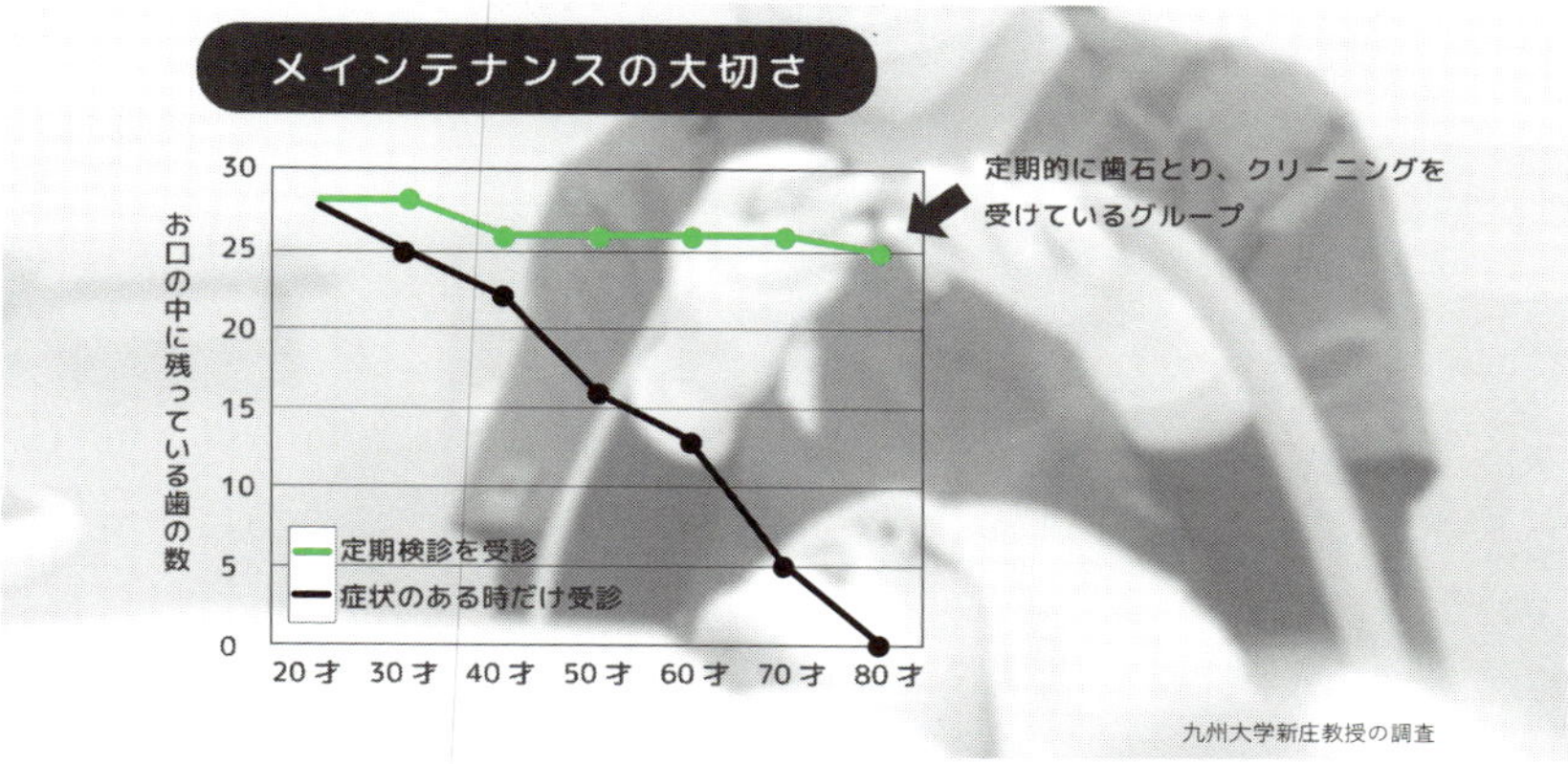

メンテンナンスの大切さ（残存歯数のグラフ）

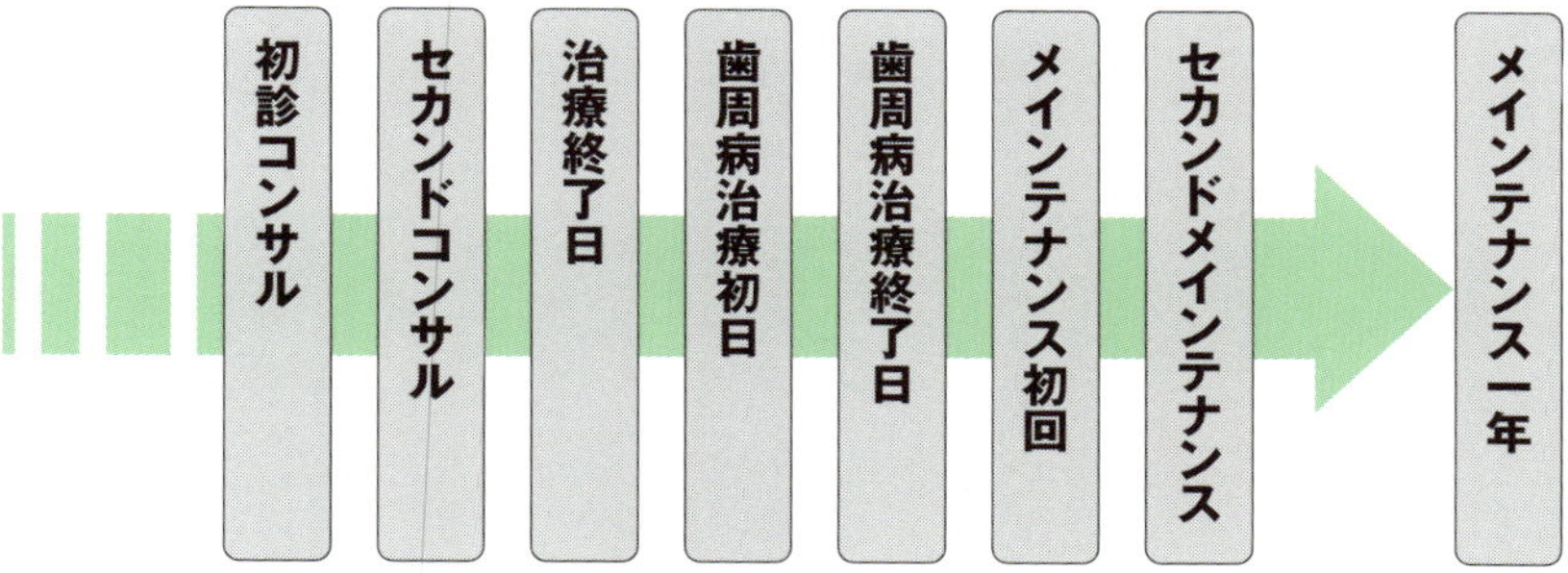

メインテナンス患者教育システム　患者教育をするタイミング

に移行し、SPTに入ればガムマッサージなど気持ちのいい処置も付加価値として提供しています。

やはり、ここでも離脱する確率が少し高かったため、出血が止まり、歯周ポケットが安定した状態になり、次からはSPTという段階で、もう1度、**メインテナンス継続と残存歯のグラフを見ていただき説明**します。

なかには、グラフを見せると、〝またそれか〟という顔をする人もいらっしゃいますが、「大切な事なので何度もお伝えします」という枕言葉をしっかりと伝え、しつこいくらいにご説明します。

●メインテナンス初回から2回目へつなぐ秘策

治療終了後1～3か月後にメインテナンス初回を迎えます。

しかし、森歯科クリニックでの膨大な数値管理からわかったことがあります。

なんと、**初回から2回目に移行する際に、30％程度の患者様が離脱**しているのです。


歯科衛生士ミーティングで、このことをとことん話し合いました。

なぜ離脱するんだろう。どうしたらいいんだろう。

このときスタッフから出たのは「**褒めすぎが問題ではないか**」という意見でした。


つまりこういうことです。

治療が終わり、メインテナンスの重要性も聞いた。どんなものかわからないが、とりあえず、また治療になるのは嫌だから行ってみる。行ってみて、検査してもらうとくに悪くなっていないし、歯磨きも歯科衛生士に褒められた。

「○○さんすごいですね。歯周病も進行していませんし、歯磨きもすごく上手です、花丸です！」

患者さんの心理としては、「じゃあ、このままでいいんじゃないの？　忙しいし、次は来なくてもいいか」となってもおかしくない。

そこで私たちの対策として考えたのは**「変わらないことが素晴らしいのだということを、明確にお伝えしよう」**ということです。初回が終わった時点でコンサルを入れて、「これからは変わらないことが素晴らしい。変わらないことを見せに来てほしい」ということを伝えるのです。

そのとき、「今回担当した歯科衛生士が、次回も○○さんの担当になってもいいですか。あるいは、いろいろなタイプの人がいるので、次回は違う歯科衛生士に替えてみますか」と確認もします。そうすることで、現在満足しているならそのまま継続をしてもらい、違う歯科衛生士を望むならその楽しみを抱いてお帰りいただく、ということが可能になります。

ちなみにですが、森歯科クリニックのスタッフはそれぞれの歯科衛生士のメインテナンスを受けています。本当にいろいろなタイプがいて、テキパキこなす人、癒し系の人など、特徴もわかっているので、患者さんの希望に即した歯科衛生士を配することができます。

●1年継続の優良患者は徹底的に褒める

私がサポートに入る医院様で最初にすることは、メインテナンスの様子を拝見することです。

そのとき、カルテを確認し、メインテナンス通院が1年以上の患者さんが多い医院は、伸びしろが期待できます。反対に、通院が数回で、その後、来院がないパターンや、「●●が取れた」「痛い」という原因で来院されたものの、メインテナンスになると中断したパターンが多い医院様は、なかなか大変です。

森歯科クリニックのデータでも、**1年間メインテナンスが継続した患者さんは、その後ほとんどが何年も継続していただける**という結果が出ています。

だから**目標は1年継続**。そしてそれを患者さんにも自覚していただくために、こんなメッセージを送信して、お祝いをします。

「○○さん、今日でメインテナンス開始してから1年って知っていますか？　すごいですね。大人になってから行動を変えて継続するってすごいことだと思います。

私なんか、ダイエットしようと思ってもストレスたまったらすぐ大食いしちゃうし、ランニングも雨が降ったり寒かったりしたら、さぼっちゃう。なかなか続けられないんです。

○○さん、1年も続けるってすごいです。私もうれしいです」

このときは、とにかく**思いっきり褒めまくります。**そうすることで、患者さんは継続して通っている自分が大好きになって、何があっても通い続けてくれるスーパー顧客に成長します。

院長が、「保険制度にどんな変化があっても、このスーパー顧客様たちがいる限り、森歯科は安泰だ」と言っていますが、まさにそのとおりだと思います。

●メインテナンス患者が9か月で1100人に

「院長、頭おかしくなった？　事件」勃発から9か月。私たちは、当初絶対に無理だと思っていた目標（1000人）を大きく上回る1100人というメインテナンス患者数を記録しました。

目標達成のご褒美は〝1日休診にしてレクリエーション〟ということでしたが、子育てスタッフが多いことを考慮して、院長には焼肉パーティー開催をお願いしました。目標を達成してのパーティーは格別です。誇らしい気持ちも相乗して大いに盛り上がりました。

改めて、私たちが、目標達成のために行ったことを紹介します。

- **数値管理で現状を知る**
- **方程式で医院のキャパを知る**
- **目標設定**
- **数値を意識する**
- **スタッフ教育**
- **患者教育（失客防止）**

根気よくこれを繰り返すことで、メインテナンス数は確実に増えてきます。私がサポートに入っている歯科医院様でも、このサイクルに乗せることで数値が上がってきています。その様子を見つつ、

キュア（治療）・ケア件数推移年計

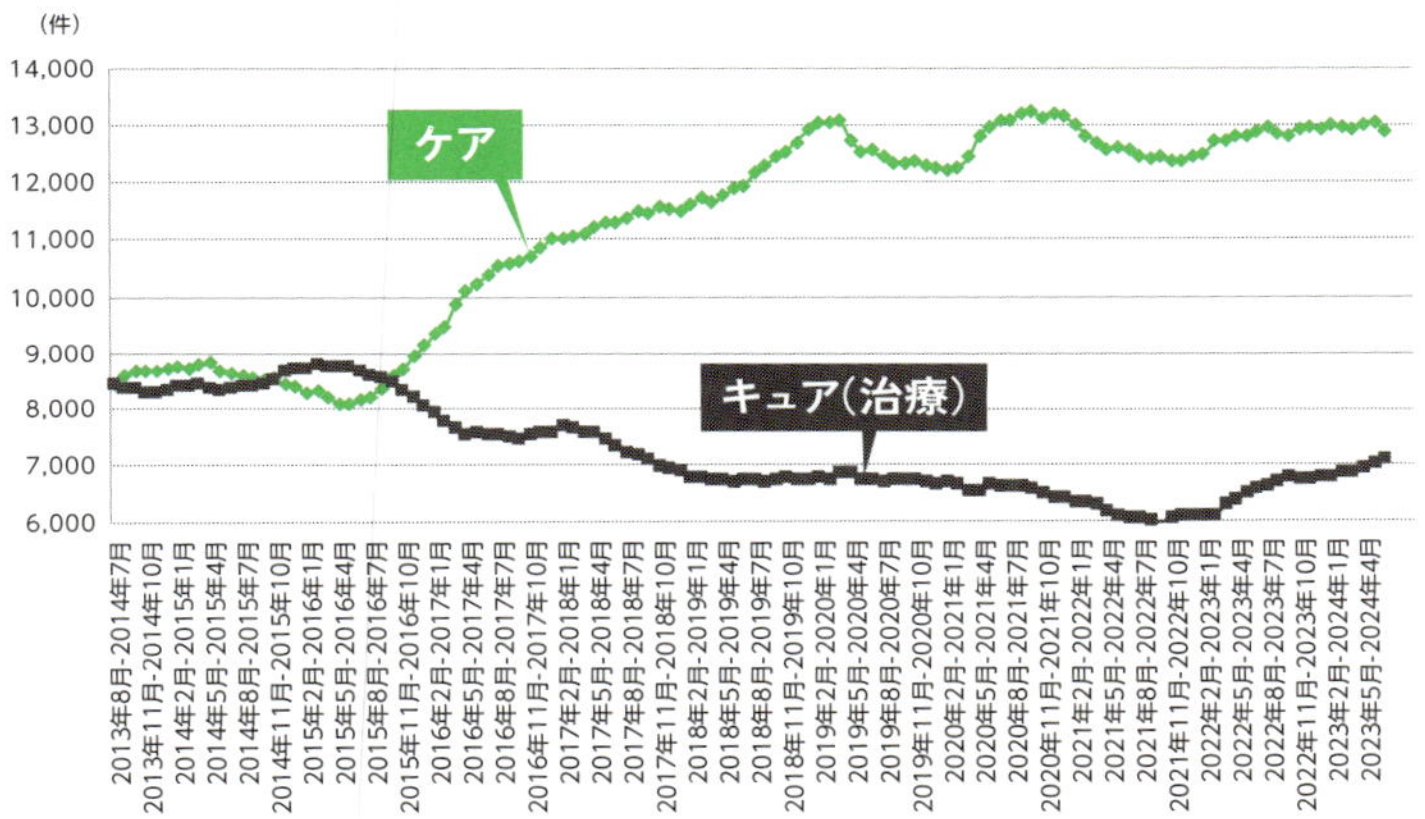

かかわるスタッフに保険請求の勉強会を催し、単価を上げていくという段階に入ります。

メインテナンス数が増え、単価も上がっていくと、診療報酬がしっかりと計算できるようになり、安定した歯科医院経営につながります。

●治療が減ってくる

森歯科クリニックでは、メインテナンス患者増患作戦に取り組んでから、治療の患者さんが減少してきました。ちなみに、膨大な数値データからキュア（治療）とケアの比率を折れ線グラフにすると、おもしろいくらい露骨にキュアが減り、ケアが増えたことがわかりました。患者数も保険点数も同様です。

「これは、歯科衛生士が頑張っているから、再治療で来院される方が極端に減ったんだ。君たちは素晴らしい仕事をしている」と、院長からミーティングで言われました。

自分たちの仕事が、人の役に立っているんだ。肌感覚ではわかっていたことが、数値グラフになり、院長が喜んでいる姿を見て、スタッフもうれしくなったようです。

治療中心の歯科医院だと、治療の患者さんが減ってくることはあまり喜ばしいことではないかもしれませんが、メインテナンス中心の歯科医院にとって、治療が減るのは喜ばしいことです。もちろん、メインテナンス患者さんが増えていることが大前提ですが。

現在、森歯科クリニックでは、当初7台だった歯科衛生士のケア用チェアーが9台になっています。結果的にDr.チェアーを2台奪ったことになります。キャパは1300人を超えています。

今は、メインテナンス数最高記録が出たら、新しいパウダーメンテの機械を買っていただくことを院長と約束しています。ご褒美が仕事で使う機械だなんて、なんてすばらしいスタッフたちでしょう。

第6章

STEP 5 デジタル化含め、常に変化する組織へ

デジタル化ができれば１歩前進

●古参スタッフの抵抗

「吉岡さん　助けて！」

ある日、院長からＳＯＳが入りました。（臨場感が伝わるように口語調でお伝えします）

僕な、ここ数年、全然やる気がでぇへんかってん
多分、男の更年期やったんやと思うんやけどな
それが、突然覚めたんや
なんで覚めたかはようわからんのやけど
とにかく、ものすごい勢いで覚めたんや
そしたら、世の中めちゃくちゃ変わってんねん

ほんで、先月新患が22人しか来てなくて、
〇〇先生に相談したんや
そしたらな、グーグル調べてくれて
森先生とこの口コミ、星2・9やから、
そりゃ新患来んわっていわはるんや
ビックリしたわ

歯医者もデジタル化が進んでて
予約とかカルテもデジタル化になってて
自動精算機も当たり前で
メンテもパウダーみたいなんも出てるねん
森歯科、全然そんなん進んでなくて
完全に「茹でガエル」やねん

このままやったらあかんおもて、

幹部会で謝ったんや
「僕今まで数年更年期で
全然やる気出んで、森歯科、茹でガエルになってしもた
これから気合い入れて盛り返すで！」
って勢いつけて言うたんや。

そしたら、幹部たち
「ようやく院長やる気出してくれましたか」
言うて、大喜びしてくれるかおもてたら
えらい反応がうすいねん
ほんで、「自動精算機入れるで」って言うても
「デジタル化するで」って言うても
全然動いてくれへんねん

僕の更年期といっしょに

幹部も昔の勢いがなくなってしもたみたいなんや

子どもさんもそれぞれ大変な時期みたいやし、、

どうしたらええやろか

私も気づいていました。森歯科が「茹でガエル」になっていることを。

ただ、院長もそろそろお年だし、固定患者もそこそこついていたし、とくに意見は述べていませんでした。しかし、切実に語る院長に、何かお応えしなければなりません。もし院長が本気で変革を望むなら、選ぶ道は次の２つです。

- **幹部と本気で向き合って、医院の将来のためにエンジンを入れなおしてもらう**
- **現幹部にいったん幹部職を降りていただく**

実はこの問題、森歯科クリニックだけのものではありません。私がサポートする医院様のなかには、この問題を抱えている医院様が多くいらっしゃいます。

医院が成長するとき、幹部が一生懸命サポートしてくれたから成長できたのは、もちろんです。院

長先生は幹部スタッフがかわいいし、そのときの恩義もあるので、一生面倒見ようと思っている院長先生も少なくありません。

しかし、時が流れると、医院のために全力でサポートできた環境ややる気も減少していきます。スタッフの家族環境も変わります。やがて、幹部はスタッフの長として君臨することで変化に弱い組織になってしまい、ひと昔前は他の医院からの見学者が列をなしていた医院でさえ、茹でガエルになってしまいます。

森歯科クリニックは、その代表格でした。

●院長のウルトラC。吉岡ＣＯＯ誕生

院長の〝すごい〟ところは、茹でガエルになっている医院の危機について、そのまま幹部スタッフに言ってしまったこと。幹部スタッフたちに、「茹でガエルから脱出するために、率先して最新の情報を集めて実行してほしい」とのたもうたのです。

その結果、理由はそれぞれ異なりますが、**３名いた幹部スタッフが全員、幹部職を辞退**しました。

それぞれ、ご家庭がナーバスな時期でもあり、昔のように全力で医院をサポートできないという事情もありました。院長は本当に幹部たちをかわいがっていましたし、感謝し信頼しきっていることも伝わってきていましたし、本当につらい決断だったと思います。

問題はそのあとです。幹部スタッフがしっかりしていた分、あとに続く幹部候補が育っていなかったのです。また、幹部スタッフの責任ある仕事ぶりを見ていたスタッフに、幹部打診をしてもその重圧から快諾してくれるスタッフはいませんでした。

幹部不在の状態になったのです。

そして、いつもの唐突な院長のオファーが私のところにきました。

「吉岡さん、ＣＯＯになってくれませんか？」

なんですか、ＣＯＯって？

そのとき、私は森歯科に週に１日だけ来て、ＭＤＥ協会の仕事をしながら森歯科もお手伝いするという状態でした。そんな私がＣＯＯ？

すると院長はこう言ったのです。

「働き方は今のままでいい（週1勤務でいい）。吉岡さんが院長になったつもりでやってほしい」

そんなことできるわけない。即断はせず、持ち帰って家族に相談すると、もちろん猛反対です。

「以前、幹部をしていたときもストレスで大変だったのに、今度はCOO。それもひとりでなんて、しんどすぎる。しかも今は子育て真最中。つぶれてしまう」

家族の言うことは、もっともでした。もちろん断るつもりでした。

ただ、「吉岡さんが院長になったつもりでやってほしい」という言葉が、悪魔のささやきでした。

実は、私の将来の夢として、歯科医院を1からプロデュースしたいという思いがありました。今回のオファーはその夢への険しい道の1歩かもしれない。そういう捉え方ができなくもない。そんな気の迷いからか「はい、わかりました」と、希望ではなく覚悟として、応えしてしまいました。

●CEOとCOO

さて、CEO（最高経営責任者）とCOO（最高執行責任者）の違いはご存じでしょうか。
これはあくまでも院長の考えです。

CEOは、どちらに向かうか、行く方向を決める人。
COOは、決めたことを実行するために、全責任をもっている人。

それを聞いたときは「ふ～ん」という感じだったのですが、あとでその意味が嫌というほどわかるようになります。

たとえば、「デジタル化どんどんすすめて。デジタルアポイントの説明を一緒に聞いて」「よさそうやね。あとはどんどん進めて」までが院長の仕事。

あとのオペレーションはもちろん、助成金や補助金のことまでこちらに丸投げ。絶対に院長は、COOの分野に入ってきません。院長は強い意志をもって、COOに任せきっていると言っておりますが、こちらからすればすべて丸投げです。どんどん私の仕事が風船のように膨らんでいき、破裂寸前です。

どこかで空気を抜かないと大爆発を起こしてしまう。そう危惧したとき、少しだけ空気を抜くところを見つけました。それは、私が毎週発行しているメルマガです。

そこで院長を公開処刑します（笑）。院長も笑って読んでくれているので、よしとしましょう。

そして、ＣＥＯの「どちらに行くか決めること」については、直感によるところが多いそうです。院長曰く、「自分がオーバーワークにならないように、人に任せきるようにしている。直感は、潜在意識と顕在意識の挟間から浮き上がってくる。だから、大切な決断のときはマッサージに行く」。

ホントかな（笑）。

【メルマガ】
歯科衛生士吉岡沙樹の患者増患術
https://www.mag2.com/m/0001696115

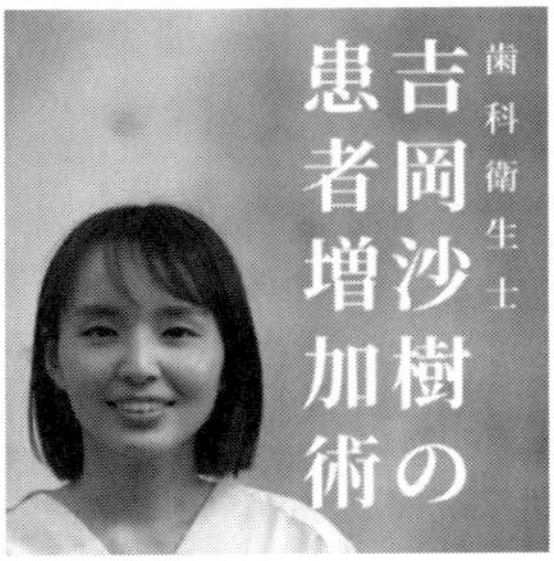

●どうするアナログスタッフ

幹部不在でCOOとなった私。すべての指示を求める声が私に集中します。

それは、週に1回、森歯科クリニックにいるときだけではありません。クリニックが稼働している時間内は、容赦なく私のLINEに着信があります。

「吉岡さん、そろそろ空気乾燥機出したほうがいいですか？」

「吉岡さん、歯科助手がユニフォーム変えたいと言っているのですが、どうしましょう」

「吉岡さん……」

「吉岡さん……」

もう頭がおかしくなりそうです。

デジタル化を進めるにあたり、各スタッフにiPadが支給されました。

古参スタッフから使い方を聞かれます。あまりの忙しさに「ググったらわかるから」と応えてしまいました。そうしたら、衝撃的な返答がありました。

「グるってなんですか?」

田舎で暮らし、職場と自宅を車で往復するだけの毎日。連絡網としてＬＩＮＥはなんとか使えるが、そのほかの機能を使う必要がない。使わないから知らない。

森歯科クリニックには、そんなガラパゴス化したアナログ民族が群生していました。「私、デジタル弱いんです」が通用する世界でした。

「デジタル弱いんです」じゃない！　仕事やからせなあかんのや！

そんな〝ブラック沙樹の声〟をグッと飲み込みながら、恐ろしく険しい道に入り込んだことを心底後悔しました。

しかし、いい事もありました。**デジタル化に関しては、若いスタッフのほうが圧倒的に得意**なのです。とくにコロナ禍を経験し、オンライン授業などのおかげでｉＰａｄの使い方にも慣れています。新しいデジタル機器にもすぐに対応でき、**古参スタッフが新人スタッフに教わるという光景**も見かけるようになりました。

昔ながらの〝**先輩が後輩に教える**〟という**ヒエラルキーが逆転**しているのです。

院長が目指す対等感のあるチームビルディングは、それぞれが得意分野を活かして、1つのジグソーパズルを完成させるということです。ＣＥＯもＣＯＯもそのパズルの1ピースとなり、皆で大きなパズルを完成させる。デジタル化推進により、図らずも、その構図に近づいていったことは、うれしい誤算でありました。

●想定外の出費

「吉岡さん、本当に大丈夫ですか？」

森歯科クリニック開業以来約30年経理を担当しているスタッフが、心配顔で私に詰め寄ってきます。森歯科は一気にデジタル化を進めた結果、月の資金繰りが回らなくなっていたのです。

- **アポイントシステム**
- **サブカルテのクラウド保存**
- **スタッフの勤怠管理**
- **院内コミュニケーションネットワーク**

- 自動精算機
- ＧＢＴ（Guided Biofilm Therapy）によるパウダーメンテ

これだけでも十分な出費ですが、ここまでは院長も私も想定内出費です。
しかし、それに付随していろいろな想定外の出費が続きました。

- 院内ＬＡＮ構築（ネット通信がよいところと悪いところがあった）
- ｉＰａｄ増設（スタッフ数が増えていくたびにｉＰａｄが必要）
- スキャナー増設（サブカルテのスキャニングが必要）
- スキャナー要員（パートスタッフ３名の増員が必要）
- プリンター増設（各チェアーから管理表や紹介状を発行するにはプリンターが必要）
- 人件費（デジタル化に対応できないスタッフは退職。新人教育までの２重人件費）
- スタッフ募集

経理スタッフが心配するほどに、資金繰りが悪化していきました。

これからデジタル化を望まれる先生方は、想定外の出費が嵩むことを念頭に置き、プランされることをお勧めします。

コラム：なぜ森歯科クリニックに歯科衛生士が集まって来るのか

デジタル化がすすむにつれ、森歯科クリニックには歯科衛生士がどんどん集まってきました。もともと、京都府舞鶴市という地方都市の歯科医院で、歯科衛生士が10名以上いることも奇跡的な話です。これは、歴代幹部が働きやすい職場環境をつくってくれた賜物です。入社したら、子育てしながら働くのが当たり前になっている森歯科クリニック。出産後復帰率は１００％です。めったに入社しない歯科衛生士も退職しないので、増えていきます。

それに加え、令和５（２０２３）年新卒の歯科衛生士２名、既卒２名、令和６（２０２４）年既卒歯科衛生士２名、合計６名の歯科衛生士が入社してくれました。６名のうち、もともと舞鶴市在住は１名。あとは隣の宮津市、兵庫県、鳥取県、与謝野町、岡山県など、遠方から来てくれました。ちなみに、すべての新人歯科衛生士の見学、面接を私が行い、就職決定率１００％を獲得。これはちょっとした自慢です（笑）。

そこで、参考になればと、見学の際、私がポイントとしているところをお伝えします。

①タイムカード

さりげなく、今勤めているスタッフのタイムカードを見せます。とくに説明するわけでなく「ここでタイムカードを押すのね」という具合です。そうすると、見学者は自然とスタッフの退勤時間をチェックすることになります。ホワイト企業をうたっているが、実はブラック企業なのでは、という不安を払拭してもらい、安心感を得てもらうのが目的です。

②歯科衛生士チェアーの存在

歯科衛生士として働いている人が、〝本来の歯科衛生士業務〟を求めて転職してくる、というケースが増えています。せっかく歯科衛生士になったのに、受付やDr.アシストが主な業務で、歯科衛生士のチェアーも予約枠もない医院で働いている、という声をよく聞きます。不満を抱いての転職希望者に、ここでは専用のチェアーがあり歯科衛生士として働けるとアピールします。

③GBT（Guided Biofilm Therapy）の存在

森歯科クリニックの歯科衛生士たちは、「もし転職するとしたら、絶対にGBTのパウダーメンテがあるところにする」と言っています。前述したように当院にはギネスという制度があり、いろいろな数値で過去最高値が出ると、院長から豪華なお弁当をごちそうしてもらえますが、最近は「ギネスのとき、弁当いらんから、お金を貯めてパウダーメンテ増やしてほしい」と言っています。それくらい、術者にも患者さんにも楽なのです。最近は、歯科衛生士学校でもＧＢＴを教えるところが多いらしく、それがあることを前提で就職先を探している歯科衛生士も多いようです。問題は費用が嵩むということで、ここは院長先生の踏ん張りどころです（笑）。

④ＤＨＡ（歯科衛生士専属アシスタント）の存在

ＤＨＡとは歯科衛生士専属のアシスタントです。歯科衛生士にアシスタントをつけるのは全国的にも珍しく、とくに既卒で他院での経験がある歯科衛生士の心を鷲掴みにします。彼らにしてみれば、新しい医院のメインテナンスまでの流れに慣れるまでが大変不安なのですが、ＤＨＡがフローをすべて把握していれば即戦力として活躍でき、自信にもつながります。何より、歯科衛生士業務に集中できる環境が魅力になるようです。

⑤いつでも見られるデジタルマニュアル

森歯科クリニックでは、デジタル化の際、院内コミュニケーションネットワークのsoeasy buddyを導入しました。クラウドでマニュアルが保存してあり、アカウントがあれば自分のスマホで閲覧できます。これもデジタル化の効用ですが、マニュアルがいつでも見られ、カテゴリー分けされていることは、新人スタッフには魅力のようです。最近は、入社日までにそのマニュアルを見て勉強しておきたいと考える新人も増えています。また、スタッフ間の連絡ツールがLINEではなく、個別にDMが送られないシステムになっていることも、入社スタッフにはうれしいようです。

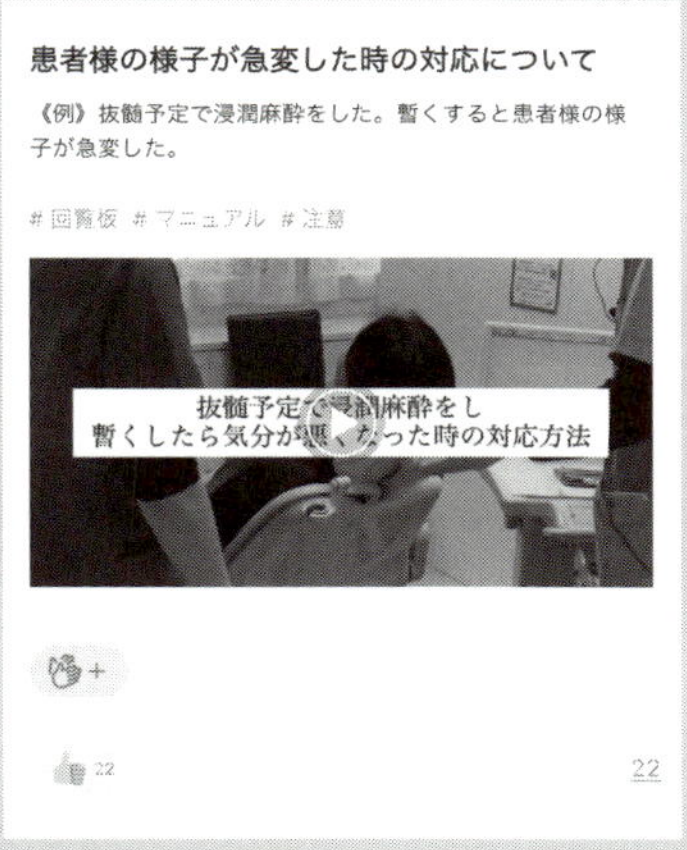

soeasy buddy

⑥滅菌専属スタッフの存在

森歯科クリニックでは、滅菌専属のスタッフが常に2名以上います。歯科衛生士のメインテナンスが終了しても、使用器具を滅菌室に持っていく必要もなければ、チェアーを清掃する必要もありません。歯科衛生士業務のみに集中できる環境が整っています。また、大学病院レベルの滅菌をしており、安心して施術できます。「滅菌がしっかりしているのでここに来ました」という歯科衛生士も何人かいます。

⑦訪問診療

デジタル化推進と同時進行で訪問診療にも力を入れるようになりました。森歯科クリニックは60歳定年制ですが、歯科衛生士は希望すれば再雇用システムがあります。令和６（２０２４）年定年を迎えたスタッフが再雇用制度を利用し、訪問専門衛生士として再雇用されました。森歯科では、ファン患者も多く、歯科衛生士としての再雇用も提案しましたが、自由な時間帯で働きたいとの希望があり、訪問専門となりました。彼女がモデルケースとなり、多様な働き方が見えるようになりました。ワークライフバランスを重要視する人には魅力的なことです。

⑧休みやすい仕組みと風土

森歯科クリニックでは、体調不良などで急に休みたいとき、院内コミュニケーションネットワークの全体のトークチャットに「体調不良でお休みさせていただきます。ご迷惑をおかけして申し訳ございませんが、よろしくお願いします」と入れれば休んでＯＫ。院長はもちろん上司、同僚の許可も必要ありません。ほとんどが子育て中のスタッフで、急な休みはある程度仕方のないことだし、子どもが熱を出したら、母親がそばについてあげることは当たり前という、お互い様の風土があります。簡単に休めることに賛否はあろうかと思いますが、「休むとき、院長の許可が必要で、それがプレッシャーで、無理をしてでも出勤するけど、もう限界」といった例が反面教師となっています。そのことは見学のときにもお話ししています。

⑨デンタルエステ

森歯科はＭＤＥ（メディカル＆デンタルエステ）協会発祥の地です。平成19（２００７）年、院長と院長夫人が、これからの歯科には「癒し」の要素が必要であると、協会を発足しました。舞鶴の森歯科クリニックを会場に、デンタルエステティシャン養成コースが開催され、これまでに６００名以上の認定者が誕生しています。現在は、私が3代目の会長を仰せつかっております。見学者にそのことをお伝えし、保険のメインテナンスであっても、5分程度歯肉マッサージを行い、患者満足度を上げるというお話をします。希望者には認定コースを受講してもらいます。

「今」を捉え変化できる組織へ

●平成18（2006）年に変化できたから今がある

デジタル化も進み、スタッフも充実してきて、院長はご満悦です。

どれくらいご満悦かは、令和6（2024）年2月に院長がメルマガにあげた文章をご覧いただくとわかると思います。

以下、要約したものをご紹介します。

2024保険改定　ご準備していますか？（2024・2・27）

今回は、保険改定のことについて、森なりに考えていることを述べてみます。

「か強診がなくなる」「SPTもなくなる」

厚労省はまたも梯子を外すのか。SNSでそんな話題も見かけるようになりました。

正しいのか、正しくないのか、いろいろな情報が錯綜しています。

甦るのが2006年4月の保険改定です。

P総診、P継診という今のSPTとそっくりな保険点数がありました。

それが、2006年、何の前触れもなくなくなってしまいました。

僕が、その情報を知ったのは2006年3月中ごろ。

当時、うちの医院には、P総診、P継診の患者が月600名、

トータルで1500名ほどいらっしゃいました。4月から突然点数がなくなるということは、すでに、4月以降に予約をとっている1500名ほどのアポが宙に浮くということです。

悩みましたねぇ。どうするか。周りの院長に聞くと、

「なんとか初診起こしをして検査SCにする、4か月ごとも厳しくなっているから、6か月ごとにするとか」

という医院さんがほとんどでした。

P総診、P継診の患者が少ない場合はそんなに問題はないと思いますが、

うちは1500人いたのです。

「3か月ごとのプロケアがあなたのお口を守ります」って言いきっていて

保険でできると信じている患者さんが、

1500人いるのです。

（＊保険の細かい解釈は突っ込まないでね）

今まで言ってたことと整合性がとれないし、

医院のポリシーにもかかわってくるじゃないですか。

悩みました。

それで、衛生士チーフと相談して

出した結論が、

「メインテナンスを自費にする」

ということでした。

勇気いりましたよ。

舞鶴は、あなたが想像する以上の田舎です。

そんな場所で、メインテナンスに通っているだけでもだいぶ立派なのに、

それを自費にするって。患者さんが

「貧乏人を切り捨てるのか」と言って怒っちゃうんじゃないかって、衛生士も僕もビビりまくりのスタートでした。

3月末から衛生士と僕とで

毎日ミーティング。

「どういう言い回しにする」「どういう表情で話す」「こう言われたらどう言う」

毎日毎日ロープレしました。

実際4月になって患者さんへの説明が始まりました。

それまでどおり、保険でメインテナンスできると思って来院される患者さんに保険制度の変更と森歯科はどういう方針なのかをご説明し同意を得る。

想定にはない質問をされる方もたくさんいらっしゃいます。

毎日毎日診療後にミーティングして、ヘトヘトになりました。

結果的に、自費メンテ移行率は80%でした。


すごくないですか。結論を言いますと、時間も守り、こちらの言うことに耳を傾けてくれる優良患者が残り、
そうでない患者が去っていったのです。

毎日同じ目標に向かってスタッフとミーティングを重ねたので、スタッフとの距離がぐっと近くなれたのもよかった。

医業収入は、3か月は落ち込んだけれど、すぐに元に戻りました。

チーム力が上がり、優良患者が残ったという点はその後、森歯科の財産となりました。

神様は、ピンチと見せかけてチャンスを持ってくる。

そんな残韻が僕のなかには満ちています。

そして、さらに神様からのプレゼントは、2016年の保険改定へ。

その日、京都府の保険説明会の会場で僕はひとり、口角を緩めていました。

「SPTⅡ」

P総診P継診が、バージョンアップして復活したのです。

「衛生士の処置で患者がそんな金額払うか?」

隣にいた同級生がつぶやきました。

そのつぶやきをよそに僕は、

メインテナンスに使えるチェアー、回れる衛生士数、そして、それによって増える医業収入を、保険改定説明の紙に殴り書いた。

その場で、「メインテナンスを医院経営の中心にする!」ということも頭に浮かんだ。

もし、途中で梯子を外されても自費に転換すればいいだけ。

ありがたいことに、2006年に毎日ミーティングを重ねた衛生士やスタッフもたくさん残っている。

以前、自費メインテナンスに転じてくれて、何かあっても通ってくれるであろう患者さんもいっぱいいる。

そして、言えば実行してくれるであろう幹部スタッフがいる。

ルービックキューブが6面そろったのだ。

そして、興奮気味に幹部会議を開催。

それが、吉岡がいつもセミナーで

〝院長が「メインテナンスを医院経営の中心に！」と目標だけ言って出て行き、幹部の頭は真っ白に〟

と紹介する、伝説の幹部会議のことです。

そして、そこから一気にメインテナンス増患へ進んだわけです。

２００６年、見かけはピンチに見えた保険改定が、結果的に大きなチャンスとなったのです。

今回の保険改定も、どのようなものになろうとも、チャンスにするもしないも、こっち次第なのです。

ということで、保険改定を見据えて、森歯科では、

●スタッフ全員向けの保険算定勉強会

●衛生士向けの全身病とお口の関係勉強会

●医科歯科連携強化

●訪問診療強化

などを始めています。

どんな改定であっても柔軟にすぐに波に乗れるように準備を始めており、

保険改定をチームビルディングの好機ととらえているのです。

一気に行きますよ（笑）。

さて、あなたはどうされますか？

いかがですか？

これはまだ保険改定の情報がほとんど入っていない時点のメルマガです。全国の院長先生が不安の渦中にいるとき、うちの院長は超イケイケ状態です（笑）。

そして、この予言のとおり、今次保険改定では大きな波に乗り、完全に投資回収モードに入っています。具体的なことはすべて、私に丸投げして（笑）。

丸投げリスト

- **診療情報等連携共有書　定型文つくるから各チェアーでシャカシャカ出せるようにしておいて**
- **総医とか医管、歯周病ハイリスク管理加算　算定漏れないように**
- **6月から子どもの「口腔機能管理計画書」、全員に問診と検査するようにして**
- **根C管、Ce管もしっかり算定。フッ素塗らんでも管理はできるからね**
- **「口腔機能」の管理ソフト　契約したからどんどんすすめて**
- **オンライン診療も始めるから準備しておいて**

今、私を含めスタッフはかなり疲弊しております（笑）。でも悔しいかな、院長は確かに「今」を捉えて、保険改定の益を最高に享受している。これが院長の言うCEOの仕事。そして、それをするのはCOOの私の仕事（涙）。どこか腑に落ちない部分がありますが、もう少し頑張ってみようと思います。

●変化するものこそ生き残る

生き残るためには、変化をすることが大事です。

今次保険改定を鑑みても、国が歯科に期待している内容は、明らかに変わってきています。虫歯や歯周病を治療するという限定的な役割だけでなく、健康寿命延伸、QOL（Quality of life）、ADL（Activities of Daily Living）向上までもが歯科の守備範囲になりました。

そして、従来どおりの虫歯、歯周病に限局した歯科医院経営では、どんどん厳しくなることが予想されます。おそらくは、従来型の歯科医院と「今」を捉えて変化できる歯科医院には、大きな差が生まれてくるでしょう。

その変化をスピードアップするツールが〝デジタル〟です。日々新しく入って来る情報を更新しながら、フォーメーションを変幻自在に変えていく組織が、新しい価値観を生み出していく。今はそんな時代に突入したと私は思います。

デジタル化を推進するには、古参スタッフの抵抗が大きな壁になる場合があります。また、想定内外の費用がかかります。投資の回収には時間がかかるかもしれません。

しかしながら、これから第一線で活躍し、変化し続ける歯科医院様には、避けては通れない道だと思います。

別に院長先生がデジタルに詳しくなる必要はありません。うちの院長はまったくのアナログ人間です。常に強いリーダーシップが必要なわけでもありません。得意なことは得意な人にお任せしておけばいいのです。変化できる組織にはそういった柔軟な考え方も必要です。

おわりに

本書を上梓することのきかっけは、私がサポートさせていただいている歯科クリニックの院長先生から「森歯科さんのように、スタッフが子育てしながら働ける職場にしたいけど、どうしてよいかわからない」というご相談を多くいただくようになったからです。

院長に相談したところ、「じゃあ、本でも書こうか」ということで、本書の企画が始まりました。

院長からの注文は「遠慮せずに本音で書いてください」ということでした。そうでないと、これから仕組みづくりをする医院さんに誠実でないから。

ですから、私が体験したこと、感じたことを本音で書かせていただきました。

しかしながら、私の原稿を読まれた院長は、「ごめん。大いに反省します」と頭を下げました。どうやら、院長自身が言っていた「いつか君たちもその恩恵を受けるようになるのだから」という言葉と、食事会や旅行という恩恵で、サポートスタッフが納得して働いているのだと本気で思っていたようです。

ママスタッフに優しい職場環境というと、院長の勇気やママスタッフ自身にスポットライトが当たりがちで、森歯科クリニックもそういう情報発信をしてきました。

しかし、本当の立役者は〝サポートする側のスタッフ〟です。とくに初動は、わけも分からず制度がスタートし、頑張ろうという気持ちと、どこか騙されたような理不尽な気持ちが交錯しながら、目の前の仕事に忙殺されます。何度も「ママスタッフだけじゃなくて私たちのほうも見て」とサインを送るのにスルーされ、心が荒んでいきます。他の理由を盾に取り退職を選んだスタッフも知っています。

制度をつくったスタッフのポテンシャルの高さに依存し、サポートスタッフの気持ちに蓋をした森歯科クリニックの「ママスタッフに優しい職場づくり」は、プロセスとしては失敗です。

とはいうものの、森歯科クリニックは、地域でも圧倒的な数のスタッフが永年勤務し、そのほとんどがママスタッフ。結果的には大成功しています。これはひとえに、スタッフたちのふんだんの努力があったからこそです。

私はこの12年間、サポートスタッフ、幹部スタッフ、ママスタッフ、フリーランスと、いろいろな立場を経験させていただきました。ここ数年は、多くの歯科医院でコンサル的なお仕事をしています。そのなかで気づいたのは、「どの医院でもスタッフは院長を誤解している」ということです。

おおむね、スタッフから見える院長は、横暴で頑固で無表情です。

しかし、フリーランス衛生士から見る院長は、皆、優しくて、おもしろくて、にこやかです。

そして、森院長もそうですが、かなり小心者で、臆病で、心配性です。患者数や医業収入が下降気味に転じると滑稽なほどうろたえられます。悩み、苦しみ、ときに勇気を振り絞りながら経営されています。

また、スタッフのことを大切にする思いが強すぎて、必要以上にスタッフの顔色をうかがいながら経営されています。院長も私たちスタッフと同じように悩みもがいておられるのです。いや、スタッフとは比較しては失礼なほど、大きな責任や役割のなかで苦しまれています。

その不安や苦しみがスタッフに見透かされないようにと、能面のような顔になっていたり、強い態度になってしまっていたりします。本当は優しいのに、虚勢を張ってしまっているのです。

スタッフにはその姿しか見えないから、横暴、頑固、無表情、というイメージをもちます。

いろいろな立場を経験し、院長先生ともフラットな関係でお話ができるようになって思ったのは、もっとスタッフを信頼して、本当の顔を見せてあげてほしいということ。フリーランスの私に見せるような、優しくて、おもしろくて、にこやかな顔です。

ママスタッフに優しい職場環境をつくるためには、サポートスタッフ、ママスタッフ、院長が対等に本音で語り合うことがスタートになります。院長の熱い思いは必要ですが、院長主導で行うと、必ず失敗します。院長はまず鎧を脱いで、スタッフと情報や気持ちを共有し、それぞれの立場を尊重し、制度を醸成していくプロセスのなかで一体感のあるチームづくりをしてほしいのです。

本書では、森歯科クリニックのスタッフの本音を披露しましたが、取り入れるところは取り入れ、とくに失敗の部分からの学びを一体感のあるチームづくりにつなげてほしいと思っています。

もし、この本を読んだ院長先生の思いを形にするために、私の経験がお役に立つようなら、どうぞお声がけください。院長先生の心配事である、患者減や収入減に対しても、私の経験からお話できることもあります。

大好きな歯科業界がもっともっと働きやすい環境になることを、皆にとって幸せな職場になることを心から願っています。

今回、本書を通じて、自立型歯科医院づくりの例を紹介させていただきました。読んでくださった先生の医院にとって、何か少しでもお役に立てたならば、望外の喜びです。

最後になりましたが、スタッフ全員が独身のころから先を見越し、ママスタッフに優しい歯科クリニックを目指した森昭院長、手探りで制度をつくってくれた先輩スタッフ全員の皆様に、心から感謝いたします。

また、心が折れそうになった私にいつも寄り添ってくださった院長夫人の森光恵さん。本当にありがとうございます。そして、私の活動を１００％応援してくれて、私がいない間も家事や育児までも完璧にしてくれる夫、吉岡智之さん。あなたのサポートがなければ私は私らしいキャリアを積むことができませんでした。本当にありがとうございます。最後に、愛息、吉岡鴻。あなたの存在が、私のキャリアの原動力です。あなたがいるから、仕事が制限されるのでなく、あなたがいるから、頑張ることができ、幸せになれ、私のようなママスタッフが増えてくれることを願うようなりました。生まれてきてくれてありがとう。

最後までお読みいただき、本当にありがとうございました。

吉岡沙樹

著者プロフィール：

吉岡 沙樹（よしおか さき）

株式会社conpath.代表　歯科衛生士
医療法人社団光歯会　COO
MDE（メディカル＆デンタルエステ）協会　会長
自立型予防歯科を目指すClimbingCamp（クラキャン）キャプテン

3歳児健診でネグレクトを疑われるほどのランパント・カリエスを患い、歯科医師泣かせの歯医者嫌いだった。しかし、1人の歯科衛生士の存在で歯科医院が大好きになる。母子家庭のため“高卒後就職”の既定路線にすすみかけるが、歯科衛生士になる夢を多くの人が応援してくれ路線変更。アルバイトと奨学金で歯科衛生士学校卒業。2013年、竹屋町森歯科クリニックに入社。スタッフの出産ラッシュのなか、2015年、全スタッフ中最年少での幹部に任命される。9か月間でメンテ患者数を600人から1100人に増加させ、全国から注目を集める。2017年、結婚転出のため退職後はフリーランスとして活動。2023年、株式会社conpath.設立。大好きな歯科業界が、もっともっと働きやすい環境になるための、情報発信や、医院サポートで活躍中。現在は歯科衛生士としての仕事と並行し、関西を中心にメンテナンス増患セミナー開催。

【講演】
●2023日本国際歯科大会　●歯科医療標準化機構　●WTS
●女性が輝くクリニックづくりセミナー　●中部デンタルショー　九州デンタルショー　生涯研修
●公衆衛生研究会（ネコの会）　●企業健康保険組合

【執筆】
●『一問三答のスタッフ教育』（デンタルダイヤモンド社）回答者

株式会社conpath.
https://www.conpath.co.jp/

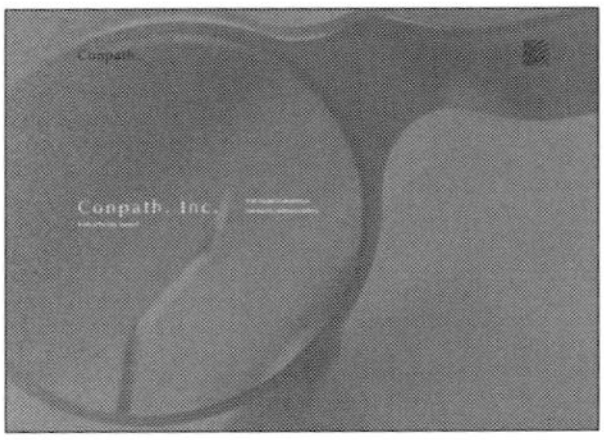

監修者プロフィール：

歯科医　森 昭（もり あきら）

医療法人社団光歯会　理事長
オーラルコンディショニング協会　会長
最高の職場づくり実践会代表
自立型予防歯科を目指すClimbingCamp（クラキャン）隊長

京都府舞鶴市生まれ。1988年、大阪歯科大学を卒業し、1995年に竹屋町森歯科クリニック（現医療法人社団光歯会　森歯科クリニック）開業。現在は、医）光歯会理事長　森歯科クリニック（京都府舞鶴市）となり、人口8万人の同市にて総世帯数の25%がクライアントという人気歯科医になる。2004年、台風による床上浸水被害でクリニックが被災し、「今いるスタッフと10年後も一緒に働いていたい」という強烈な思いから、ママスタッフに優しい職場環境づくりに取り組む。現在、女性スタッフの出産後復職率は100%。子育てしながら働きやすい仕組みづくりは、歯科業界だけでなく、他業種のモデルケースにもなり注目を集める。現在、チームビルディングやスタッフマネジメントの情報発信も行っている。

【著書】
『指示待ちスタッフが変わる仕組み』（現代書林）
『上司のあなたが頑張って働いても部下はなぜついてこないのか？』（現代書林）
『行列のできる歯科医院３』（デンタルダイヤモンド社）
『行列のできる歯科医院６　繁盛のヒミツ』（デンタルダイヤモンド社）
『歯科医院で実践　スタッフ教育マネジメント』（デンタルダイヤモンド社）
『一問三答のスタッフ教育』（デンタルダイヤモンド社）
『夢を叶える歯科医師たち』（第一歯科出版）

めざせ増患！　脱・俺様院長！
自立型スタッフ育成プロジェクト

発行日　2024年12月1日　第1版第1刷
著　者　森 昭　吉岡沙樹
発行人　濵野 優
発行所　株式会社デンタルダイヤモンド社
〒113-0033 東京都文京区本郷 2-27-17 ICN ビル 3F
電話＝ 03-6801-5810㈹
https://www.dental-diamond.co.jp/
振替口座＝ 00160-3-10768
制　作　株式会社バズカットディレクション
印刷所　株式会社ブックグラフィカ